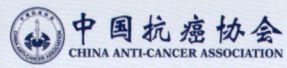

肿瘤整体评估核心·科普知识

主编 张宏艳 刘 波 赵 勇 白静慧 李红霞

天津出版传媒集团
天津科学技术出版社

图书在版编目(CIP)数据

肿瘤整体评估核心科普知识/张宏艳等主编.
天津:天津科学技术出版社,2025.4. -- ISBN 978-7
-5742-2810-8

Ⅰ.R73-49

中国国家版本馆 CIP 数据核字第 2025UZ6025 号

肿瘤整体评估核心科普知识
ZHONGLIU ZHENGTI PINGGU HEXIN KEPU ZHISHI

责任编辑:张建锋		策划编辑:韩 瑞	
责任印制:赵宇伦		插画设计:申婷婷	
出　　版:	天津出版传媒集团		
	天津科学技术出版社		
地　　址:	天津市西康路35号	邮　　编:	300051
电　　话:	(022)23332390	网　　址:	www.tjkjcbs.com.cn
发　　行:	新华书店经销		
印　　刷:	北京捷迅佳彩印刷有限公司		

开本 890×1240 1/64 印张 2.75 字数 65 000
2025 年 4 月第 1 版第 1 次印刷
定价:59.80 元

编委会

主　编

张宏艳　解放军总医院第五医学中心

刘　波　山东第一医科大学附属肿瘤医院

赵　勇　中国抗癌协会

白静慧　大连理工大学附属肿瘤医院/辽宁省肿瘤医院

李红霞　山西省人民医院

副主编（按姓氏拼音排序）

褚　倩　　华中科技大学同济医学院附属同济医院

贾小诺　　大连理工大学附属肿瘤医院／辽宁省肿瘤医院

李全福　　鄂尔多斯市中心医院

林榕波　　福建省肿瘤医院

刘　勇　　徐州市中心医院

闵　婕　　空军军医大学第二附属医院（唐都医院）

杨志平　　中国抗癌协会

张红梅　　空军军医大学第一附属医院（西京医院）

张晓兰　　山西省人民医院

周文丽　　中国人民解放军海军特色医学中心

编 委（按姓氏拼音排序）

白　俊	陕西省人民医院
陈　萍	宁夏医科大学总医院肿瘤医院
陈小兵	河南省肿瘤医院
丛明华	中国医学科学院肿瘤医院
房文铮	福建省人民医院
冯水土	复旦大学肿瘤医院附属厦门医院
付　彬	大连理工大学附属肿瘤医院 / 辽宁省肿瘤医院
付晓艳	战略支援部队特色医学中心
黄　波	大连理工大学附属肿瘤医院 / 辽宁省肿瘤医院
蒋继宗	华中科技大学同济医学院附属同济医院

编 委（按姓氏拼音排序）

金　帅	解放军总医院第五医学中心
孔东辉	大连理工大学附属肿瘤医院 / 辽宁省肿瘤医院
李　琳	山西省人民医院
李　敏	中南大学湘雅医院
李　宁	河南省肿瘤医院
李　倩	解放军总医院第五医学中心
李新宇	福建医科大学附属泉州第一医院
刘东颖	天津市肿瘤医院
刘理礼	空军军医大学第二附属医院（唐都医院）
刘天瑶	大连理工大学附属肿瘤医院 / 辽宁省肿瘤医院

编　委（按姓氏拼音排序）

孟英涛　　山东第一医科大学附属肿瘤医院

倪　磊　　北京中医药大学东直门医院

乔贵宾　　广东省人民医院

石雯锐　　大连理工大学附属肿瘤医院 / 辽宁省肿瘤医院

王冰涛　　北京市海淀医院

王慧娟　　河南省肿瘤医院

王婧雯　　空军军医大学第一附属医院（西京医院）

王开宇　　大连理工大学附属肿瘤医院 / 辽宁省肿瘤医院

王明磊　　山东第一医科大学附属肿瘤医院

王筱雯　　空军军医大学第一附属医院（西京医院）

编　委（按姓氏拼音排序）

吴文捷　　福建省立医院

解　爽　　大连理工大学附属肿瘤医院 / 辽宁省肿瘤医院

张革红　　山西医科大学第一医院

张　雁　　首都医科大学宣武医院

赵　珅　　福建省肿瘤医院

赵　翌　　大连医科大学附属第一医院

朱相宇　　大连理工大学附属肿瘤医院 / 辽宁省肿瘤医院

秘书组（按姓氏拼音排序）

李　倩　　解放军总医院第五医学中心

解　爽　　大连理工大学附属肿瘤医院 / 辽宁省肿瘤医院

序

目前,我国正处于发展中国家的肿瘤谱向发达国家肿瘤谱的过渡阶段,表现为独特的"三高一低"严峻形势,即高发病率、高死亡率、高经济负担和低生存率。无论是恶性肿瘤的预防、筛查、规范诊疗,还是病人康复等,要做的工作还很多,只有做好了才能提高肿瘤五年生存率,保障公民的健康权益。

中国抗癌协会组织出版首部《中国肿瘤整合诊治指南(CACA)》(CACA指南)。CACA指南覆盖53个常见瘤种(瘤种篇)和60个诊疗技术(技术篇),共计113部指南,以"防-筛-诊-治-康、评-扶-控-护-生"为全程管理的核心理念。其中,整体评估在临床整合诊疗技术中地位特殊,是首要关键的一步,正所谓"评为首招",即:将每位肿瘤患者视为一个整体,在规划控瘤治疗前综合考虑疾病特点、器官功能、心理状态、营养水平、家庭和社会支持、遗传风险和生育需求等,以及根据患者需求和实际情况决定是否进行中医专科评估。

整体评估既是一个诊断过程,更是避免因评估不足导致治疗决策失误的重要手段,根据系统性整合评估结果,在控瘤治疗的同时施以个体化针对性支持治疗,才能达到延长患者生存时间,提高患者生活质量的目的。因此,对每一位肿瘤患者和家属,了解肿瘤整体评估的概念、内容和评估方法,积极配合医护人员主动报告,减少遗漏,才能更好地保证肿瘤治疗的有效性和安全性。《肿瘤整体评估核心科普知识》是中国抗癌协会肿瘤整体评估专业委员会组织专家基于 CACA 指南《肿瘤整体评估》进行科普化创作的患教读物,以问答的形式将肿瘤整体评估七大部分的关键信息呈现出来，图文并茂，可读性强，有助于患者和家属理解肿瘤整体评估。希望本书成为医患之间的桥梁，让治疗多一份效果，少一份痛苦，多一份尊严。

是为序。

中国抗癌协会理事长

亚洲肿瘤学会主席

世界整合肿瘤协会会长

2025 年 3 月

前　言

癌症正逐渐成为一种可以科学管理的"慢性病"。随着医学的进步，许多癌症患者通过规范治疗和全程管理，能够长期生存，甚至回归正常生活。而实现这一目标的关键，正是"肿瘤整体评估"。肿瘤整体评估是中国抗癌协会发布 2023 版肿瘤整合诊治技术指南时提出的新概念。

什么是肿瘤整体评估？

如果把癌症治疗比作一场战役，那么"整体评估"就是战前的全面侦查和战略部署。它不仅关注肿瘤本身的大小、位置、恶性程度和性质，更重视患者作为一个"完整的人"的状态。整体评估要包括以下重要内容。

· **身体状态**：体力如何？营养是否充足？能否承受治疗？

- **心理状态**：是否有焦虑或抑郁？家庭支持是否到位？
- **社会因素**：经济压力大吗？是否需要帮助平衡工作与治疗？
- **遗传风险**：肿瘤遗传吗？血缘亲属的患病风险大吗？
- **治疗选择**：采用手术、化疗、放疗、靶向药还是免疫治疗？哪种更适合当前情况？
- **中医评估**：是否需要中医药治疗？如何辨证施治？

通过这样的"立体化评估"，医生把病人的健康状况、治疗需求和人生目标整合起来，制订最适合病人的方案。例如，一位身体虚弱的老年患者可能需要减少化疗强度，转而侧重营养支持和中医调理；而一位年轻病人除了抗癌，可能还需要考虑治疗对生育功能的影响。

整合医学：让治疗更人性化。

现代医学早已突破"头痛医头"的传统模式。在肿瘤治疗中，由主诊科室主导评估，外科、内科、影像科、营养科、心理科、药理科等多学科团队适时参与，在治疗过程中，既要消灭肿瘤，也要保护器官功能，同时预防并发症，达到提高疗效、减少治疗带来的伤害的目的。科学的整体评估和全病程管理，目的是使病人既能延长生存，又能提高生活质量，即便无法治愈，也能够尽可能的与癌症"和平共处"，甚至将它变成人生旅途中的一段插曲。

希望这本手册能帮助病人和家属科学面对癌症，走出迷雾，拥抱新生！

中国抗癌协会肿瘤整体评估专业委员会　张宏艳
2025 年 3 月

目 录

第一章 一般状态评估 / 1

  一、体力状态评估 / 2

  二、躯体功能评估 / 8

  三、症状评估 / 19

  四、营养评估 / 35

第二章 器官功能状态评估 / 40

  一、器官功能评估 / 41

二、共患病评估及基础用药 / 59

第三章　心理评估 / 73

一、心理痛苦筛查 / 74

二、焦虑 / 76

三、抑郁 / 80

四、认知障碍 / 84

五、睡眠障碍 / 90

六、心理创伤 / 92

第四章　家庭和社会支持评估 / 95

一、个体需求评估 / 96

二、家庭支持评估 / 98

三、家庭照顾者评估 / 100

四、经济毒性评估 / 102

五、社会支持系统评估 / 107

六、家庭和社会支持评估结果的干预 / 113

第五章 肿瘤生物学评估 / 115

第六章 遗传风险和生育能力保护 / 125

第七章 肿瘤中医病机辨识与评估 / 140

一、肿瘤中医诊治原则 / 140

二、肿瘤中医病机辨识 / 145

第一章 一般状态评估

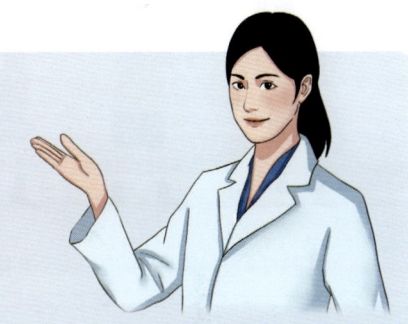

肿瘤患者的一般状态评估主要包括体力状况、躯体功能、身体症状及营养状态评估,目的是评估患者治疗的耐受性。评估常用方法包括医护评估、自评量表、功能测量、膳食调查、人体学测量和能量需求估算。住院患者入院后24小时内完成体能、症状、营养等的评估,评估后按患者状态分级实施进一步整合评价,指导进行整合治疗。

一、体力状态评估

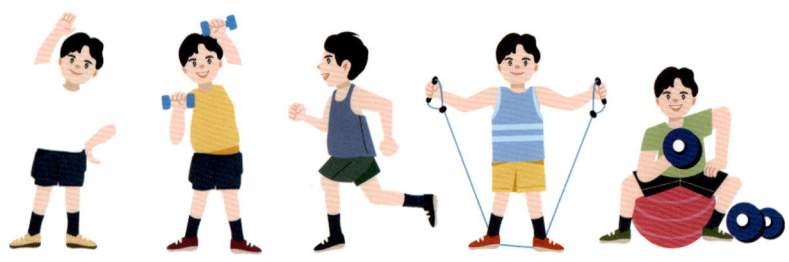

问题1：什么是体力状态评估？

体力状态（performance status，PS）简单来说就是人体能够耐受抗肿瘤治疗的能力。化疗是内科抗肿瘤治疗最基本的方法之一，大家都知道化疗药物有一定的副作用，经常有"杀敌一千，自损八百"之说，这就要求患者有一定的体力去扛住化疗药物的副作用，那么，区分人体耐力的过程就是体力状态评估。

问题 2：为什么要动态进行体力状态评估？

化疗有一定程度的副作用，会影响人的食欲、骨髓功能、肝肾功能等，在化疗的过程中，患者的体力状态也会发生一定的变化，有些人能很快恢复，而有些人恢复却需要很长时间。所以，每次用药之前都需要进行评估，也就是说，需要全程管理、动态评估，根据评估结果决定是否能用药、药物剂量是否需要调整等。

问题3：体力状态评估的方法有哪些？

体力状态评估的方法多种多样，主要的形式是通过打分的办法来评估患者是否能够接受激进的治疗，如化疗、手术等。目前国际通用的方法一般有两种，卡氏评分（百分法，Karnofsky，KPS）或美国东部癌症协作组评分法（ECOG）。

KPS 从 0—100 分划分 3 级，得分越高，体能状况越好。

通常 KPS 低于 60 分许多有效的控瘤治疗就无法实施；KPS 低于 70 分一般认为不适合化疗。

第一章　一般状态评估

KPS

- **生活自理级**
  - 100分 正常，无主诉，无疾病证据
  - 90分 能进行正常活动，有轻微症状及体征
  - 80分 可勉强进行正常活动，有一些症状及体征

  → 不需任何护理，治疗后状态较好，存活期较长

- **生活半自理级**
  - 70分 生活能自理，但不能从事正常工作
  - 60分 生活尚能自理，有时需人扶助
  - 50分 需要一定帮助和护理

  → 不能工作，但能在家中生活自理

- **依赖级**
  - 40分 生活不能自理，需特殊照顾
  - 30分 生活严重不能自理，需住院治疗
  - 20分 病情危重，需住院积极支持治疗
  - 10分 病危，临近死亡
  - 0分 死亡

  → 生活不能自理

ECOG 将功能状态分为 0~5 共 6 级,得分越低,越能耐受化疗。其中白天卧床时间是关键点,超过 50% 评为 3 级。一般认为高于 2 级的病人不适宜化疗。

问题 4:KPS 与 ECOG 如何换算?

ECOG 0 分:相当于 KPS100 分或 90—100 分。

ECOG 1 分:相当于 KPS80—90 分或 70—80 分。

ECOG 2 分:相当于 KPS60—70 分或 50—60 分。

ECOG 3 分:相当于 KPS40—50 分或 30—40 分。

ECOG 4 分:相当于 KPS20—30 分或 10—20 分。

ECOG 5 分:0 分。

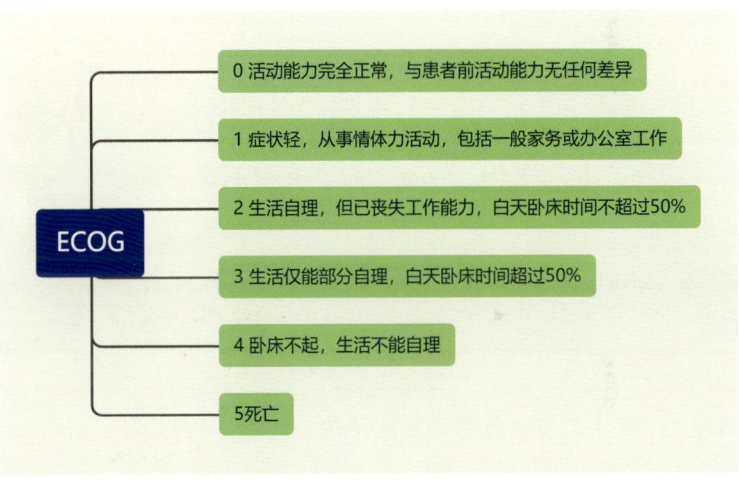

二、躯体功能评估

问题 1：什么是躯体功能？

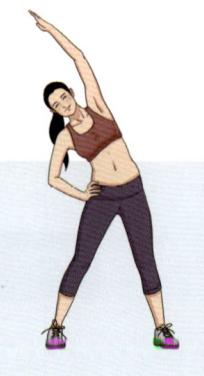

躯体功能（physical functioning，PF）是反映患者日常生活能力状态的指标，也是生活质量评估的主要维度。主要包括肌力、平衡能力、移动能力、步态等。

问题 2：为什么要进行躯体功能评估？

维护好患者躯体功能是保证肿瘤治疗的基础条件，也是保证疾病诊疗可能获益的先决条件。合理、有效评估肿瘤患者躯体功能至关重要,既是实施合理诊疗的基础,也是选择治疗模式的重要依据。

问题3:如何进行躯体功能评估?

使用日常生活活动能力(activity of daily living,ADL)和工具性日常生活活动能力(instrumental activity of daily living,IADL)两种工具进行整合评价。晚期肿瘤患者全身各个系统受影响,甚至出现恶病质,进而出现不同程度的日常生活能力受损,是ADL和IADL评估的适用人群。

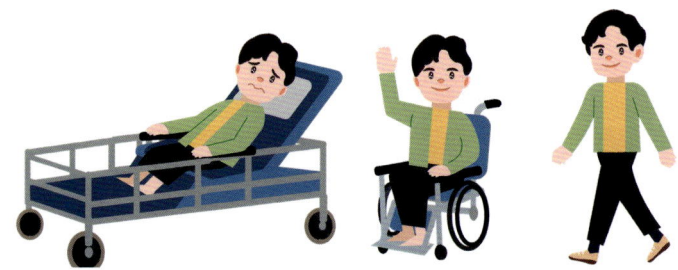

　　ADL 从进食、个人卫生、如厕、洗澡、穿脱服装鞋袜、大便控制、小便控制、平地行走、上下楼梯、上下床或椅子等 10 个条目进行评估，反映老年病人的自理和独立生活能力，以及老年人的功能状态和生活质量（见下表）。

第一章 一般状态评估

项目	分数	内容说明
1. 进食	10 ☐	可自行进食或自行使用进食辅具,不需他人协助。
	5 ☐	需协助使用进食辅具。
	0 ☐	无法自行进食或喂食时间过长。
2. 个人卫生	5 ☐	可以自行洗手、刷牙、洗脸及梳头。
	0 ☐	需他人部分或完全协助。
3. 如厕	10 ☐	可自行上下马桶、穿脱衣服、不弄脏衣服、会自行使用卫生纸擦拭。
	5 ☐	需协助保持姿势平衡、整理衣服或使用卫生纸。
	0 ☐	无法自己完成,需他人协助。
4. 洗澡	5 ☐	能独立完成盆浴或淋浴。
	0 ☐	需他人协助。
5. 穿脱衣服鞋袜	10 ☐	能自行穿脱衣裤鞋袜,必要时使用辅具。

续表

项目	分数	内容说明
5. 穿脱衣服鞋袜	5 ☐	在别人协助下可自行完成一半以上动作。
	0 ☐	需他人完全协助。
6. 大便控制	10 ☐	不会失禁,必要时能自行使用栓剂。
	5 ☐	偶尔会失禁(每周不超过一次),需他人协助使用塞剂。
	0 ☐	需他人处理大便事宜。
7. 小便控制	10 ☐	日夜皆不会尿失禁,或可自行使用并清理尿布或尿套。
	5 ☐	偶尔会失禁(每周不超过1次),使用尿布或尿套需协助。
	0 ☐	需他人协助处理小便事宜。
8. 平地行走	15 ☐	使用或不使用辅具,皆可独立行走50m以上。
	10 ☐	他人稍微扶持或口头指导才能行走50m以上。
	5 ☐	无法行走,可独立操纵轮椅(包括转弯、进门及接近桌子或床旁),可推行轮椅50m以上。

续表

项目	分数	内容说明
8. 平地行走	0 □	完全无法行走或推行轮椅50m以上。
	10 □	自行上下楼梯，可使用扶手、拐杖等辅具。
9. 上下楼梯	5 □	需稍微扶持或口头指导。
	0 □	无法上下楼梯。
10. 上下床或椅子	15 □	可自行坐起，由床移动至椅子或轮椅不需协助（包括轮椅刹车、移开脚踏板），无安全上顾虑。
	10 □	在上述移动过程中需协助或提醒，或有安全顾虑。
	5 □	可自行坐起，但需他人协助才能移动至椅子。
	0 □	需他人协助才能坐起，或需两人帮忙方可移动。
总分		

评分解释：0~20分：极严重；20~45分：严重；50~70分：中度；75~95分：轻度；100分 = 自理。

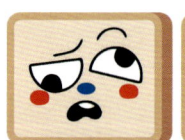 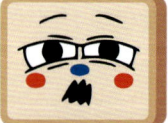 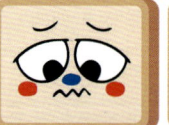 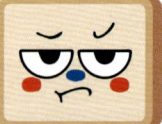 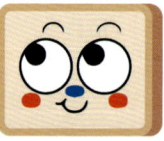

| 0-20分:极严重 | 20-45分:严重 | 50-70分:中度 | 75-95分:轻度 | 100分=自理 |

  IADL用于评估个人独立生活能力,量表分别从使用电话、购物、备餐、整理家务、洗衣、使用交通工具、个人服药能力和理财能力等8个条目进行评分:IADLs为0~8分。最高水平功能状态可获1分。因为每一项目描述的是某些最低功能状态水平能力,所以有时候,2个或更多功能状态水平也可得1分(见下表)。

第一章 一般状态评估

A 使用电话能力	( )
1. 能主动打电话,能查号、拨号。	1
2. 能拨几个熟悉号码。	1
3. 能接电话,但不能拨号。	1
4. 不能用电话。	0
B 购物	( )
1. 能独立进行所需购物活动。	1
2. 仅能进行小规模购物。	0
3. 购物活动均需陪同。	0
4. 完全不能进行购物。	0
C 备餐	( )
1. 独立计划,烹制和取食足量食物。	1
2. 如果提供原料,能烹制适当食物。	1
3. 能加热和取食预加工食物,或能准备食物但不能保证足量。	1
4. 需要别人帮助做饭和用餐。	0

续表

D 整理家务	(	)
1. 能单独持家,或偶尔需帮助(如重体力家务需家政服务)。		1
2. 能做一些轻家务,如洗碗、整理床铺。		1
3. 能做一些轻家务,但不能做到保持干净。		1
4. 所有家务活动均需帮忙完成。		1
5. 不能做任何家务。		0
E 洗衣	(	)
1. 能洗自己所有衣物。		1
2. 洗小衣物:漂洗短袜、长筒袜等。		1
3. 所有衣物须由别人洗。		0
F 使用交通工具	(	)
1. 能独立乘坐公共交通工具或独自驾车。		1
2. 能独立乘坐出租车并安排自己行车路线,但不能乘坐公交车。		1

续表

F 使用交通工具	( )
3. 在他人帮助或陪伴下能乘坐公共交通工具。	1
4. 仅能在他人陪伴下乘坐出租车或汽车。	0
5. 不能外出。	0
G 个人服药能力	( )
1. 能在正确时间服用正确剂量药物。	1
2. 别人提前把药按照单次剂量分好后,可正确服用。	0
3. 不能自己服药。	0
H 理财能力	( )
1. 能独立处理财务问题收集和适时管理收入情况。	1
2. 能完成日常购物,但到银行办理业务和大宗购物等需要帮助。	1
3. 无管钱能力。	0

问题 4：如何进行躯体功能初步评估？

推荐使用单条目"走路功能影响程度"对患者躯体功能进行初步评估，以了解患者基本功能状态，评估肿瘤及其治疗对患者一般躯体功能的影响，辅助临床决策。

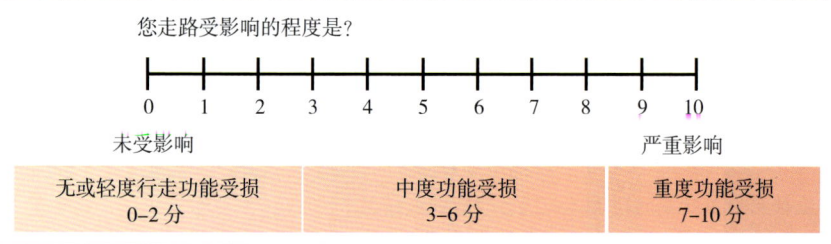

附加说明：临床对躯体功能评估在中重度受损时，需进一步评估其症状负担及营养状态，见下文。

三、症状评估

症状是患者的主观感受,具有主观性和习得性,没有客观测量工具,有赖于患者的描述和运用评估工具加以量化。肿瘤症状评估要遵循"常规、全面、动态、个体化"原则。

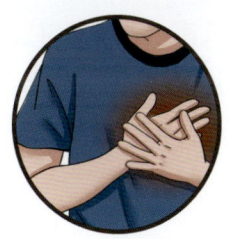
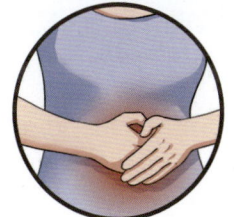
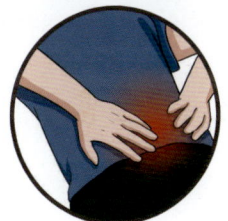

问题1：症状评估的内容有哪些？

主动筛查评估、病因诊断评估、诊疗方案评估和全程随访评估，形成一个动态的持续改进良性循环流程。

问题2：主动筛查评估需要注意什么？

主动筛查的目的是及早发现症状。一般由护士或医生助理采用量表完成筛查。评估时避免诱导性问诊。同时，根据肿瘤进展特点、即将进行的医疗操作进行"医源性症状"预测评估，注重加强患者教育。

问题3：症状病因评估的主要内容是什么？

症状病因评估也称症状定性评估，即评估症状发生原因和病理生理学机制，主要内容由医护人员完成。

（1）肿瘤直接相关症状评估

包括：肿瘤直接侵犯、转移肿瘤占位等引起的症状，如癌痛等，参照CACA指南相关章节进行病因诊断评估。

（2）肿瘤间接症状评估

包括：患者能量、糖、脂肪及蛋白质代谢异常，瘤细胞产生的炎性因子如白细胞介素-6等影响，患者的乏力、睡眠障碍等；控瘤治疗相关症状，如术后所致瘢痕痛、神经损伤、幻肢痛，控瘤治疗如化疗带来的恶心、呕吐等消化道症状；罹患肿瘤给患者带来的心理症状如抑郁和/或焦虑等。

（3）伴随的基础病相关症状评估

主要指慢性疾病相关症状，如骨关节炎、风湿性疾病、痛风、糖尿病、末梢神经损伤相关性疼痛、慢阻肺、间质型肺病相关的气促及呼吸困难、消化性溃疡、反流性食管炎导致的消化系统症状等。

问题4：症状定量评估的主要内容和方法有哪些？

症状定量评估症状都是主观体验，是患者自我报告症状的严重程度，不仅包含症状本身的严重程度，还包括症状对生活和情绪的影响程度。

评测方法包括单条目症状评估、单症状-多条目测量和多症状评测量表。

问题5：肿瘤核心症状评估包括什么？

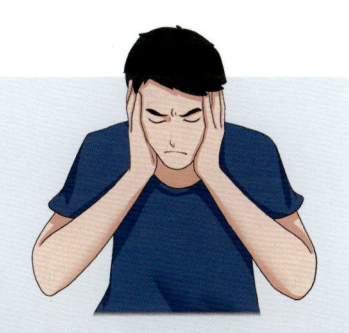

肿瘤相关普遍症状包括疼痛、疲乏、睡眠障碍及认知障碍、抑郁、厌食等。常见躯体症状包括：疼痛、疲乏、厌食、便秘、腹泻、呼吸困难、恶心呕吐、口干及水肿等；精神症状有抑郁、焦虑、谵妄及睡眠障碍等。

问题6：疼痛评估需要注意什么细节？

癌痛评估需要遵循整合诊疗"常规、全面、量化、动态"的原则。评估过程注重主动筛查、尊重患者主述、注重重度疼痛患者有无肿瘤危急重症、重视爆发痛的评估、原因判断和治疗。

问题 7：疼痛定量评估的方法有哪些？

（1）单维度症状评估

数字分级法（NRS）：最常用方法。将疼痛程度用 0—10 个数字依次表示，0 表示无痛，10 表示可以想象到的最剧烈疼痛。患者选择一个最能代表自身疼痛程度的数字。

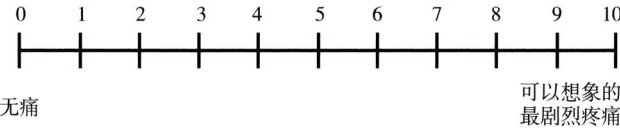

面部表情疼痛评分量表法：对交流障碍患者如儿童、痴呆等患者根据患者疼痛时的面部表情，对照面部表情疼痛评分量表进行疼痛评估。

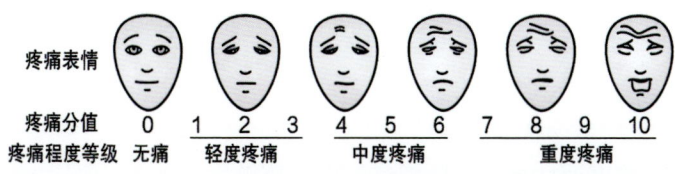

主诉疼痛程度分级法（VRS）：根据患者对疼痛的主诉分级。

客观行为评估：对昏迷或终末期患者，可能存在神志异常，无法进行自主疼痛评估，需照护人员根据病人临床表现判断疼痛情况，可借助重症监护疼痛观察工具（CPOT）等工具。

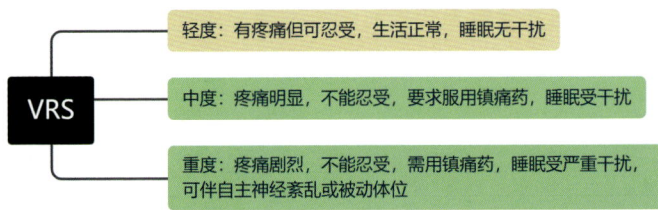

(2)单症状多维度评估

癌痛的维度评估是指对肿瘤病人疼痛及相关病情进行评估,包括疼痛病因及类型(躯体性、内脏性或神经病理性)、疼痛发作情况(疼痛性质、加重或减轻的因素)、镇痛治疗情况、重要器官功能情况、心理精神情况、家庭及社会支持情况以及既往史(如精神病史、药物滥用史)等。

癌痛全面评估推荐简明疼痛评估量表(BPI),(见下图)。

第一章 一般状态评估

一、在一生中，我们多数人都曾体验过轻微头疼或扭伤和牙痛，今天是否有疼痛？
□是 □否

二、请您用阴影在下图中标出您疼痛部位，并在最疼痛的部位打 × （可有多部位）。

前面　　　　　　　　后面
右　　左　　　　　　左　　右

三、请您圈出一个数字，以表示您在24小时内疼痛最重的程度。
不痛　0　1　2　3　4　5　6　7　8　9　10　您能想象的最疼

四、请您圈出一个数字，以表示您在24小时内疼痛最轻的程度。
不痛　0　1　2　3　4　5　6　7　8　9　10　您能想象的最疼

五、请您圈出一个数字，以表示您在24小时内疼痛的平均程度。
不痛　0　1　2　3　4　5　6　7　8　9　10　您能想象的最疼

六、请您圈出一个数字，以表示您现在疼痛的程度。
不痛　0　1　2　3　4　5　6　7　8　9　10　您能想象的最疼

七、请您圈出一个数字，表示在24小时内镇痛治疗后疼痛缓解了多少。
无缓解　0　10%　20%　30%　40%　50%　60%　70%　80%　90%　100%　完全缓解

八、请圈出一个数字，表示上周受疼痛影响的程度
1) 日常活动
（无影响）0　1　2　3　4　5　6　7　8　9　10（完全影响）
2) 情绪
（无影响）0　1　2　3　4　5　6　7　8　9　10（完全影响）
3) 行走能力
（无影响）0　1　2　3　4　5　6　7　8　9　10（完全影响）
4) 日常工作
（无影响）0　1　2　3　4　5　6　7　8　9　10（完全影响）
5) 与他人的关系
（无影响）0　1　2　3　4　5　6　7　8　9　10（完全影响）
6) 睡眠
（无影响）0　1　2　3　4　5　6　7　8　9　10（完全影响）
7) 生活乐趣
（无影响）0　1　2　3　4　5　6　7　8　9　10（完全影响）

神经病理性疼痛推荐使用 IDPain 量表,评分大于等于 2 分,考虑存在神经病理性疼痛。

自测题	评分 是	否
您是否出现针刺般疼痛?	1	0
您是否出现烧灼样疼痛?	1	0
您是否出现麻木感?	1	0
您是否出现触电般疼痛?	1	0
您的疼痛是否会因为衣服或床单的触碰加剧?	1	0
您的疼痛是否只出现在关节部位?	-1	0

总分:

总分	-1	0	1	2	3	4	5
分析	基本排除神经病理性疼痛		不完全排除神经病理性疼痛	考虑患神经病理性疼痛		高度考虑患神经病理性疼痛	

第一章　一般状态评估

问题 8：什么是肿瘤相关性疲乏？

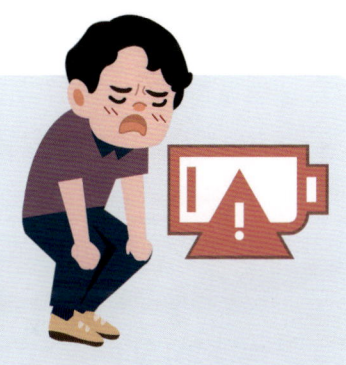

它是一种由肿瘤本身或肿瘤相关治疗引起的与近期活动度不成比例的疲乏或耗竭的主观感觉，包括躯体、情绪和/或认知等方面。直接原因包括肿瘤患者能量、糖、脂肪及蛋白质代谢异常，瘤细胞产生的炎性因子影响机体正常代谢。间接因素包括手术、放疗、药物治疗等不良反应；肿瘤并发症如贫血、疼痛、营养不良、睡眠障碍等；焦虑、抑郁等情绪等也是相关因素。

问题9:怎样进行疲乏的评估?

遵循整合诊疗"常规、全面、动态"原则,还要强调个体化评估。评估内容包括疲乏的产生及持续时间、变化规律、加重或缓解因素及对日常功能的影响等。

(1)单维度 CRF 评估

疲乏程度:单条目 0—10 数字评分法,判断方法均同疼痛评估。

(2)BFI 量表

包括9个条目,采用11级 Likert 评分法:0代表"无疲乏",10代表"能想象到的最严重疲乏",对患者过去24小时内疲乏程度及对其他能力的影响进行评分及轻、中、重度分层。(见下表)。

第一章 一般状态评估

日期:	时间:	姓名:

我们一生中一般大多数人会有时感觉非常疲劳或劳累

您在最近一周内是否有不寻常的疲劳或劳累？　　是____　　否____

1. 请用圆圈标记一个数字，最恰当地表示您现在的疲劳程度（疲劳，劳累）

0　1　2　3　4　5　6　7　8　9　10

无症状　　　　　　　　　　　　　　　　　您能想象最疲劳

2. 请用圆圈标记一个数字，最恰当地表示您在过去24小时内通常的疲劳程度（疲劳，劳累）

0　1　2　3　4　5　6　7　8　9　10

无症状　　　　　　　　　　　　　　　　　您能想象最疲劳

3. 请用圆圈标记一个数字，最恰当地表示您在过去24小时内最疲劳的程度（疲劳，劳累）

0　1　2　3　4　5　6　7　8　9　10

无症状　　　　　　　　　　　　　　　　　您能想象最疲劳

续表

4. 请用圆圈标记一个数字,最恰当地表示您在过去 24 小时内疲劳对您下述方面的影响

A. 一般活动

| 0 | 1 | 2 | 3 | 4 | 5 | 6 | 7 | 8 | 9 | 10 |

无影响　　　　　　　　　　　　　　　　　　　　　　　　完全影响

B. 情绪

| 0 | 1 | 2 | 3 | 4 | 5 | 6 | 7 | 8 | 9 | 10 |

无影响　　　　　　　　　　　　　　　　　　　　　　　　完全影响

C. 行走能力

| 0 | 1 | 2 | 3 | 4 | 5 | 6 | 7 | 8 | 9 | 10 |

无影响　　　　　　　　　　　　　　　　　　　　　　　　完全影响

D. 正常工作(包括外出工作和户内家务)

| 0 | 1 | 2 | 3 | 4 | 5 | 6 | 7 | 8 | 9 | 10 |

无影响　　　　　　　　　　　　　　　　　　　　　　　　完全影响

续表

E. 与他人关系

0	1	2	3	4	5	6	7	8	9	10
无影响									完全影响	

F 享受生活

0	1	2	3	4	5	6	7	8	9	10
无影响									完全影响	

问题10：疲乏评估重要吗？需要注意哪些细节？

疲乏评估很重要！在肿瘤生存者中，突然加重的疲乏可能预示肿瘤进展或复发。

评估需要注意以下问题。

（1）筛查时机

患者首次就诊、每次门诊和住院、重要治疗实施之前或临床医生日常查房发现患者疑似疲乏时都应进行筛查。

（2）多因素影响

除肿瘤疾病因素，还要考虑患者情绪、文化程度、社会关系、交流能力等多因素影响，如晚期、重症肿瘤患者或交流障碍者，需询问照护者，尽量选择简短、易完成的量表，如视觉模拟评分法（VAS）等。

四、营养评估

问题1:肿瘤病人为什么要关注营养?

肿瘤是一种消耗性疾病,很多患者得了癌症后出现肌肉组织过度分解,造成营养不良,有的甚至发展成恶病质。严重营养不良造成患者生活质量下降、器官功能障碍和并发症增加,甚至威胁生命。营养不良会增加肿瘤患者术后并发症和放化疗副作用的发生率,增加住院费用,降低控瘤疗效,缩短生存时间。因此,提高对肿瘤患者营养状况的关注,非常必要。

问题 2：如何进行初步营养风险筛查？

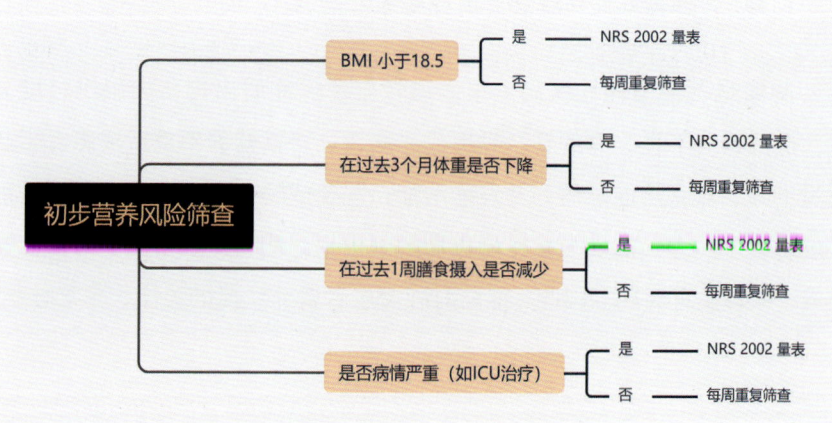

问题 3：如何进行营养风险筛查？

住院患者选择"营养风险筛查 2002 量表（NRS-2002）

NRS-2002 评分适用对象：18~90 岁；住院 1 天以上；次日 8 时前不准备手术。

NRS-2002 内容：人体测量；近期体重变化；膳食摄入情况；疾病严重程度。

营养状态受损评分	
0 分	正常营养状态
1 分	3 个月内体重丢失 >5%，或前一周食物摄入量比正常需要量减少 25%-50%

续表

	营养状态受损评分
2分	2个月内体重丢失 >5 或 BMI18.5-20.5+ 一般状况差,或前一周食物摄入量比正常需要量减少 50%-75%
3分	1个月内体重丢失 >5%,或 BMI<18.5+ 一般状况差,或前一周食物摄入量比正常需要量减少 75%-100%
	疾病严重程度评分(营养需求增加程度)
0分	营养需求正常
1分	营养需求轻度增加,不需卧床慢性疾病急性加重、慢性疾病发生骨折、肿瘤、糖尿病、肝硬化、血液透析患者
2分	营养需求中度增加,需卧床比较大的腹部手术、中风、严重肺炎、恶性血液肿瘤
3分	营养需求重度增加,在加强病房靠机械通气支持、脑损伤、骨髓移植、ICU病人

续表

年龄评分	
0分	年龄<70岁
1分	年龄≥70岁，加1分

评分解释：每部分评分取最高值。≥3分患者处于营养风险，需要营养支持，应结合临床，制定营养治疗计划；<3分患者每周需复查营养风险筛查。

第二章 器官功能状态评估

控瘤治疗前器官功能评估至关重要。高龄、营养状况、恶性肿瘤本身及共患病等因素均可致患者器官功能下降,控瘤治疗前需对其器官功能、共患病及基础用药等开展全面评估,充分衡量患者一般状况、躯体功能、肿瘤病理及生物学特征、肿瘤负荷、控瘤治疗可能的临床获益及治疗风险等,最终提出整合控瘤方案。

第二章 器官功能状态评估

一、器官功能评估

(一)心功能

抗肿瘤治疗前的心功能评估对于识别心脏毒性风险、指导治疗、预防心脏损害以及改善患者预后具有重要意义。患者需要关注以下6方面心功能评估方面的问题。

问题1:患者在哪些情况下必须接受心功能状态评估?

准备接受控瘤治疗,特别是那些使用心脏毒性控瘤药物或有心血管疾病/相关风险因素的患者。

（1）心脏毒性药物举例：蒽环类、环磷酰胺、异环磷酰胺、曲妥珠单抗（高危）；多西他赛、帕妥珠单抗、舒尼替尼、索拉非尼（中危）；贝伐珠单抗、伊马替尼、拉帕替尼（低危）。

（2）心血管疾病/相关危险因素举例：心肌病、心力衰竭、冠心病、外周动脉疾病、高血压、糖尿病、既往或同时使用蒽环类药物、既往或同时放疗等。

问题2：有哪些检查需要做？

常用超声心动图评估心功能，结合心电图和肌钙蛋白、脑钠肽等血清学指标可早期发现亚临床心脏毒性，必要时可行冠脉CT血管成像、冠脉造影、心脏磁共振、同位素扫描等检查。

问题3：评估心功能，医生更重视哪些指标？

医生会根据药物和个体危险因素进行控瘤治疗心脏毒性危险因素评分（CRS）分级，根据基线左心室射血分数（LVEF）分级，或左心室整体纵向应变（GLS）下降程度来评估患者的心功能状态，并根据结果调整治疗方案。

（1）CRS= 药物危险因素评分 + 合并个体危险因素数目。药物危险因素指心脏毒性药物，个体危险因素指心血管疾病或相关危险因素。

（2）LVEF：是一种衡量心脏泵血效率的指标。它表示每次心脏跳动时，左心室将血液从心室中排出的百分比。

（3）GLS：左心室整体纵向应变（GLS）是一种通过超声心动图来评估心脏收缩功能的指标。它通过追踪心脏跳动周期中心肌长度的变化来测量。

问题4：心脏毒性危险因素（CRS）是如何评估的？

医生根据CRS评分来分级调整患者检查和监测方案。

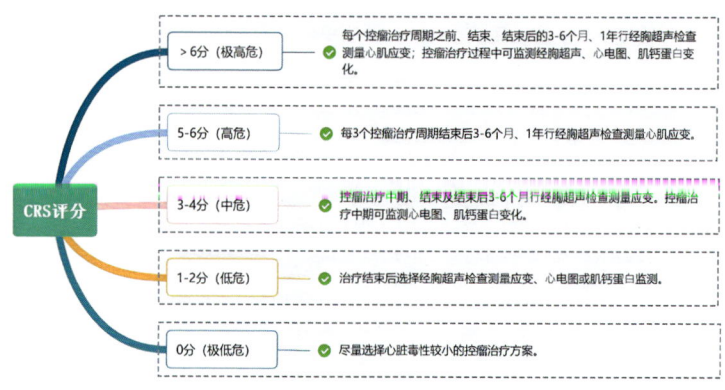

问题 5：左心室整体纵向应变（GLS）下降怎么办？

正常情况下，GLS 的值应该是负数，一般在 –20% 左右。若控瘤治疗过程中 GLS 下降超过 15%，即使 LVEF 正常，我们也会给予心脏保护治疗。

问题 6：左心室射血分数（LVEF）下降怎么办？

正常的 LVEF 值应该在 55% 到 70% 之间。LVEF 为 45%~49% 时，尽量选择心毒性较小的控瘤治疗方案，若控瘤治疗过程中 LVEF 下降小于 10%，建议在维持原方案治疗的同时给予心脏保护治疗；若 LVEF 下降大于 10%，应停止控瘤治疗。

患者须知

◇请务必遵循医生的建议,定期进行必要的检查和监测。

◇如果在治疗过程中感到任何不适,请及时告知您的医生。

◇保持健康的生活方式,如适当运动、均衡饮食,有助于降低心脏毒性风险。

(二)肺功能

问题 1: 患者在哪些情况下需要接受肺功能评估?

接受控瘤药物如化疗(如博来霉素、吉西他滨)、靶向治疗(如抗体偶联药物)及免疫治疗存在肺功能受损风险的患者需要进行肺功能评估。

问题 2: 医生通过什么检查评估患者肺功能?

医生会通过胸部高分辨率CT(HRCT)评估患者的肺功能。

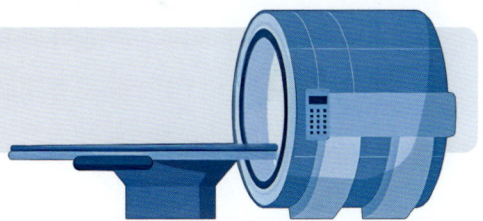

问题 3：什么时候应进行胸部高分辨率 CT 检查？

如患者有新发呼吸系统症状，或原有症状加重且与控瘤药物暴露之间存在时间关联，需尽早进行胸部高分辨率 CT 检查（敏感度大于 90%）：能清晰显示肺间质改变。

问题 4：肺功能损伤如何判断？

FEV1 占比小于 30%、严重呼吸衰竭、需要长期氧疗、过去 1 年反复因肺部疾病急性加重住院治疗、既往有气管插管和有创呼吸机治疗且撤机困难、一

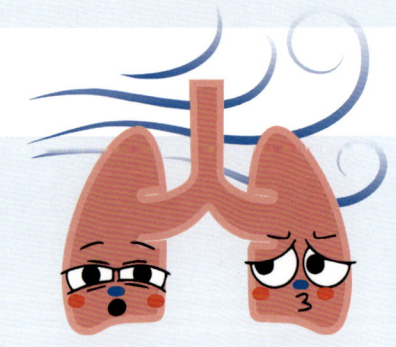

般状况恶化等。

FEV1:最大深吸气后做出最大呼气,最大呼气第一秒呼出的气量容积,用于评估肺通气功能和呼吸困难程度。

(三)肝功能

问题1:哪些患者需要进行肝功能评估?

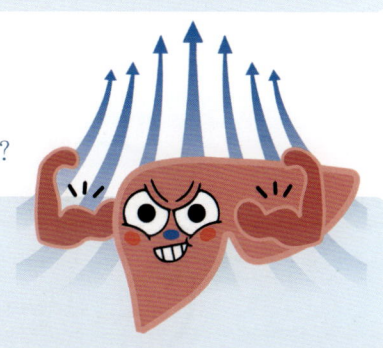

既往存在常见肝病患者:慢性病毒性肝炎、酒精性肝病、非酒精性脂肪肝、药物性肝损伤等。

少见疾病患者:自身免疫性肝病、肝豆状核变性等。

问题 2：如何评估肝功能？

控瘤治疗前通过评估肝脏合成（如白蛋白）、肝细胞损伤（如 AST、ALT）以及胆汁淤积和导管功能（如胆红素），将患者分为肝功能正常，轻、中或重度功能障碍（Child-Pugh 肝功能分级）。

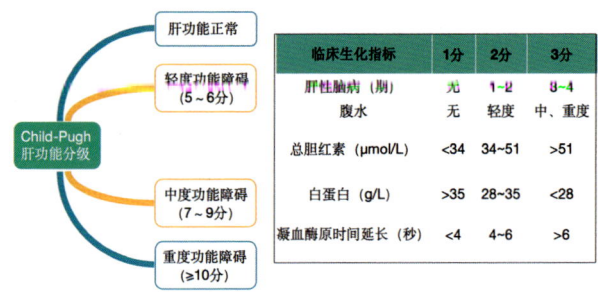

(四)肾功能

问题1:哪些因素会导致肾功能损伤?

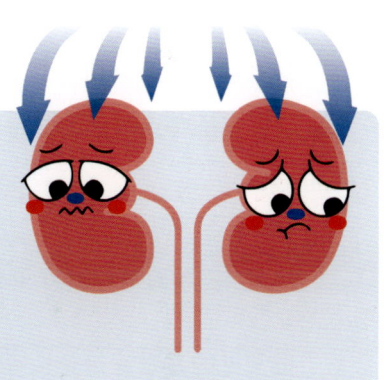

手术创伤、失血和低血压等因素均可致肾血流减少;麻醉药因抑制循环而影响肾灌注;一些化疗药物(如烷化剂、铂类、抗代谢类药物等)具有肾毒性;抗血管生成靶向药物可能改变肾小球血管通透性;免疫治疗可能有引起免疫相关性肾炎的风险。

问题2：医生通过哪些指标评估肾功能损害程度？

肾小球滤过率（GFR）是反映肾小球滤过功能的客观指标，在临床上常被用于评价肾功能损害程度。常用标准为血清肌酐清除率（CrCl）大于60mL/min。

问题3：肿瘤治疗过程中肾脏常见的并发症是什么？

最常见的并发症是急性肾损伤（AKI）。

问题4：急性肾损伤有哪些危险因素？

年龄大于65岁、基础慢性肾病、各种肾前性因素、败血症、肾毒性药物或毒物暴露等，都是急性肾损伤的危险因素。

（五）胃肠道功能

问题1：控瘤治疗造成的胃肠道损伤有哪些症状？

胃肠功能包括消化吸收、屏障功能、内分泌功能和免疫功

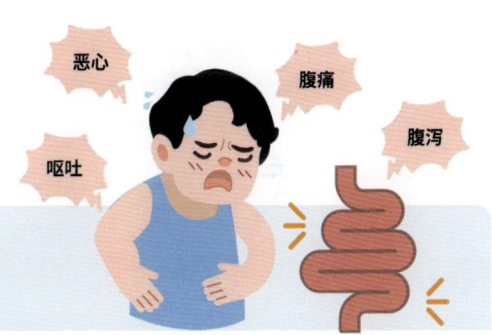

能，控瘤治疗可能造成以上胃肠道功能损伤，以腹泻腹胀、恶心呕吐为常见症状。

问题2：如何预防患者的胃肠损伤风险？

胃肠肿瘤患者围术期需评估急性胃肠损伤相关风险，监测有无腹内高压及其他腹腔疾病，内科治疗常见化疗药物（如伊立替康、氟尿嘧啶类等）和分子靶向药物都可能产生明显胃肠道反应。在使用腹泻副作用发生率高的药物（例如吡咯替尼、阿贝西利等）前，应评估患者以往大便习惯，尤其对吸收功能差、易腹泻患者应提前做好预防措施，备用治疗腹泻药物并进行患者教育。

患者须知

◇ 请在治疗前如实告知医生既往胃肠情况,如腹泻发生率。

◇ 如果在治疗过程中感到任何不适,请及时告知您的医生。

◇ 保持健康饮食习惯,如避免辛辣、油腻,选择易消化食物,有助于减轻胃肠反应。

（六）骨髓功能

问题1：控瘤过程中哪些因素会导致骨髓抑制？

> 控瘤治疗和患者自身因素均可导致骨髓抑制。

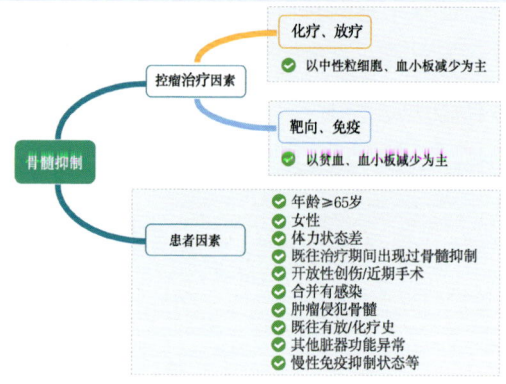

问题2：医生如何评估骨髓抑制？

通常通过血常规来评估。

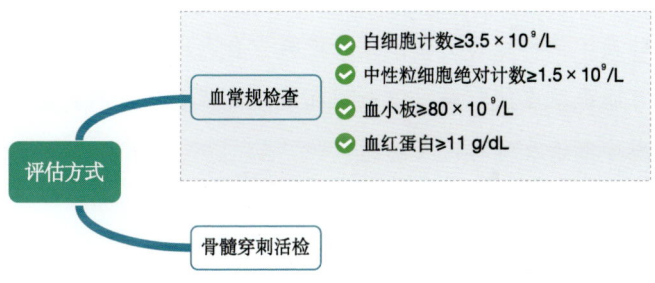

评估方式
- 血常规检查
  - 白细胞计数≥3.5×10⁹/L
  - 中性粒细胞绝对计数≥1.5×10⁹/L
  - 血小板≥80×10⁹/L
  - 血红蛋白≥11 g/dL
- 骨髓穿刺活检

注：未满足指标，必要可予粒细胞集落刺激因子、重组人白介素-11、血小板生成素、促红细胞生成素等治疗

患者须知

白细胞下降会导致身体抵抗力降低,可能合并细菌或霉菌感染,如细菌性肺炎、伪膜性肠炎等;红细胞减少会出现贫血、乏力;血小板下降可能出现皮肤紫癜、出血。在治疗过程中应定期复查血常规,如出现异常请及时与医生沟通。

二、共患病评估及基础用药

共患病涉及同时存在两种或更多慢性健康问题。随着年龄增长，肿瘤患者更易伴有多种基础病，这使治疗决策复杂化，影响预后和生活质量，并增加医疗成本。共患病不仅缩短生存时间，还影响治疗的风险与效益平衡。因此，治疗前评估共患病对预测生存率和制定治疗策略至关重要。

医生在评估和管理肿瘤患者的共患病时，会考虑共病的种类、个体差异和疾病间的相互作用，以及治疗和药物的影响。提前评估有助于预判药物反应和副作用，从而提前采取预防措施。

共患病患者在控瘤治疗中需关心以下问题。

(一)循环系统疾病

问题1:哪些循环系统相关问题在治疗前需要被评估?

既往存在或新发的心血管疾病;有症状需药物治疗的冠心病;高血压;血脂异常;肥胖;吸烟史;糖尿病等。

问题2:循环系统有哪些基础用药?

钙通道阻滞药:维拉帕米、硝苯地平
慢性心功能不全药物:地高辛
抗心律失常药:奎宁丁

防治心绞痛药:硝酸甘油

降血压药:贝那普利、厄贝沙坦

抗凝血药:华法林

抗血小板药:阿司匹林、双嘧达莫、氯吡格雷

(二)呼吸系统疾病

问题1:医生评估患者呼吸系统疾病时,更重视哪些因素?

病史、症状、体格检查、血清标志物 KL-6、胸部 CT、支气管肺泡灌洗液及肺功能等。

问题 2：在控瘤治疗过程中，针对合并有呼吸系统疾病的患者，医生会采取哪些措施？

> 既往合并 COPD，哮喘或 COPD 加剧：优化药物治疗方案。
>
> 晚期肺癌合并慢阻肺：控瘤治疗基础上规律治疗慢阻肺。
>
> 阻塞性肺不张：①近端病变：考虑支气管介入治疗，如机械清创支气管镜检查、肿瘤消融、气道支架置入；②远端病变：考虑胸部放疗。
>
> 肺功能不正常：免疫治疗需注意可能的免疫相关性肺炎。
>
> 肺部感染：抗感染治疗，存在肺栓塞者溶栓治疗，溶栓后评估控瘤治疗风险。

问题3:呼吸系统有哪些基础用药?

祛痰药:溴己新
镇咳药:可待因
平喘药:氨茶碱

(三)消化系统疾病

问题1:哪些消化系统疾病在治疗前需要评估?

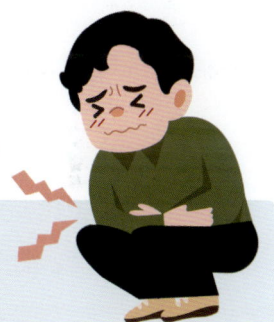

重视治疗前基础肝病,慢性病毒性肝炎患者在化疗、靶向治疗或免疫治疗过程中,需要同时

进行抗病毒治疗。

针对存在活动性溃疡、肠梗阻、消化道出血等情况的患者，暂不予控瘤治疗，待对症治疗好转后再评估。

既往腹腔手术史或放疗可能引起肠粘连、肠道狭窄及腹内疝，从而增加肠梗阻发生风险。

问题 2: 消化系统有哪些基础用药？

抗酸药与抑酸药：氢氧化铝、西咪替丁、奥美拉唑
胃黏膜保护代表药物：胶体果胶铋、替普瑞酮
胃肠解痉药：曲美布汀、匹维溴铵

助消化药：胃蛋白酶

促胃肠动力药：甲氧氯普胺、多潘立酮、莫沙必利

止吐药：昂丹司琼

泻药：硫酸镁、聚乙二醇

止泻药：洛哌丁胺、双八面体蒙脱石

微生态药物：双歧杆菌四联活菌、地衣芽孢杆菌活菌、枯草杆菌活菌。

（四）泌尿系统疾病

问题1：控瘤治疗过程中针对泌尿系统要着重关注哪些指标？

50%以上控瘤药物（顺铂、烷化剂、靶向药物及免疫检查点抑制剂）

会出现不同程度的肾脏损害。使用免疫检查点抑制剂前应检测血清电解质、血尿素氮、肌酐和肾小球滤过率(GFR)。

问题 2: 泌尿系统有哪些基础用药?

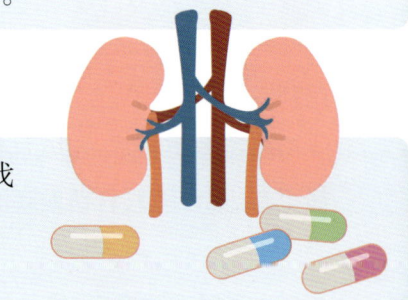

利尿药:呋塞米、氢氯噻嗪、托伐普坦

前列腺增生:坦索罗辛、非那雄胺

(五)内分泌系统

问题1：患者应针对自身内分泌系统疾病做哪些调整？

伴随甲状腺功能异常、糖尿病等内分泌疾病的肿瘤患者，在考虑系统药物治疗前，应将甲状腺功能和血糖调整到合理范围，再考虑控瘤治疗。

问题2：控瘤治疗可能会引起哪些内分泌疾病？

免疫检查点抑制剂（包括 PD-1/PD-L1 抑制剂）会导致甲状腺功能障碍，尤其是甲减及血糖异常如酮症酸中毒、高血糖高渗昏迷等。
CTLA-4 抑制剂更易导致垂体炎。

靶向治疗如酪氨酸激酶抑制剂(TKI)容易导致甲减。

问题 3:内分泌系统有哪些基础用药?

肾上腺皮质激素:泼尼松、甲泼尼龙、地塞米松
胰岛素降糖药:胰岛素、门冬胰岛素
口服降糖药:二甲双胍、阿卡波糖、西格列汀
甲状腺激素药物:左甲状腺激素
抗甲状腺药物:甲巯咪唑

(六)神经系统疾病

问题1:在对合并神经系统疾病的患者进行控瘤治疗前,医生会注意哪些因素?

> 肿瘤/控瘤治疗可能导致患者认知能力下降,认知障碍患者应筛查可能导致认知障碍潜在可逆因素。
>
> 免疫治疗可能会导致重症肌无力,应用免疫检查点抑制剂前需严格筛选患者是否合并重症肌无力。
>
> 抗血管生成药物增加脑梗死风险,既往存在脑梗死患者谨慎选择抗血管生成药物。

问题2：神经系统有哪些基础用药？

镇痛药：吗啡、哌替啶

解热镇痛抗炎药：对乙酰氨基酚、布洛芬、塞来昔布

抗痛风药：别嘌醇、秋水仙碱、非布司他

抗癫痫药：苯妥英钠、卡马西平、丙戊酸钠

镇静催眠药：咪达唑仑、右佐匹克隆

抗帕金森药：左旋多巴

抗精神病药：奥氮平、利培酮

抗焦虑药：地西泮、丁螺环酮

抗抑郁药：舍曲林、帕罗西汀

(七)运动系统疾病

问题1：控瘤治疗可能诱发哪些运动系统疾病？

最多见的是骨关节/肌肉类风湿样改变，如关节炎、肌炎、肌痛等。多见于PD-1/PD-L1单抗及联合免疫治疗，大小关节均可累及，可发生在免疫治疗的任何时段。

问题2：在控瘤治疗前医生如何评估患者的运动系统疾病？

运动相关不良事件中危人群（肿瘤患者同时患有周围神经病变、骨转移、骨骼发育不良、关节炎或肌肉骨骼等问题）：运动前需行稳定性、平衡性及步态评估。

运动相关不良事件高危人群(有肺部手术或腹部大手术史、造瘘术史、心肺共患病史肿瘤患者):接受专业医疗评估后进行个体化运动。

问题 3:运动系统有哪些基础用药?

骨质疏松用药:阿仑磷酸钠、碳酸钙、骨化三醇

第三章 心理评估

患者在得知罹患癌症时,会出现否认、愤怒、担忧等心理变化。治疗亦会增加心理问题及疾病风险。比如:抑郁、焦虑、创伤后应激障碍、睡眠障碍、认知障碍等。产生这些负面情绪或出现精神心理疾病极可能造成治疗延误和疾病恢复时间延长、生活质量下降。因此肿瘤患者应进行心理状况及相关疾病的筛查与评估,并及时干预或治疗。心理评估包括几个主要方面,比如心理痛苦筛查、焦虑、抑郁、认知障碍和睡眠障碍等。

一、心理痛苦筛查

问题1：心理痛苦有哪些表现？

心理痛苦可能是对未来的害怕和担忧，对疾病的担忧、因失去健康而悲伤、对生活失控的恼怒，睡眠失调，食欲差，注意力不集中，常常想到患病、死亡、治疗及其不良反应，社会角色困扰（如父亲、母亲）、精神/存在担忧、经济困扰等。这些症状可能出现在疾病任何阶段，甚至会持续到治疗结束后的很长一段时间。

问题2:如何通过筛查来确定是否存在心理痛苦?

常用筛查工具有:心理痛苦温度计(DT)和心理痛苦问题列表。

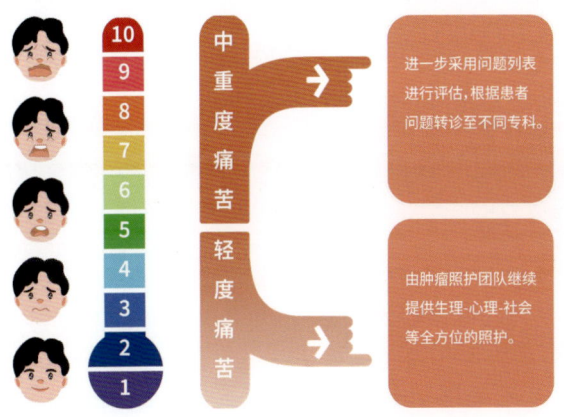

问题 3：多久进行一次心理痛苦的筛查或评估？

理想状态下，心理痛苦筛查在患者每次就诊时实施，或至少在患者第一次就诊以及每隔一段时间进行。另外，当患者出现临床指征时，特别是患者疾病状态发生变化时（如疾病缓解、复发、进展，出现治疗相关并发症），再次进行心理痛苦筛查。

二、焦虑

问题 1：什么是肿瘤相关性焦虑（CRA）？

患者在得知罹患肿瘤及控瘤治疗过程中，出现的由紧张、焦急、忧虑、恐惧、困惑等感觉交织而成的一种复杂情绪反应称为肿瘤相关性焦虑（CRA）。其可出现在疾病任何阶段，甚至会持续到治疗结束后的很长一段时间。

问题2：对于焦虑，应如何进行筛查？

请首先自测以下问题，若对其中任何问题做出肯定回答，则须进一步进行焦虑筛查与诊断。

在过去2周内，下述情况经常发生。

1. 紧张和担忧：

（1）对患的肿瘤感到忧虑吗？

(2)对其他的事情感到紧张或担心吗?

(3)您的担心是否难以控制?

2.悲伤和沮丧:

(1)对活动的兴趣或享受比平时少了?

(2)感到悲伤或沮丧?

3.精神创伤:

(1)存在关于肿瘤、治疗不佳或副作用的噩梦和想法?

(2)存在努力不去想与癌症相关的事件或影响,或想尽办法避免想起这些事件的情况?

若对以上任何问题做出肯定回答,需增加筛查情绪对生活质量的影响。

(1)是否因以上感觉或问题而难于正常参加日常活动或停止日常

活动?

（2）有睡眠障碍吗（如入睡困难、睡眠质量不佳、睡眠过多）？

（3）是否存在难以集中注意力？

问题 3：选用哪种焦虑评估量表？

使用广泛性焦虑障碍量表（GAD-7）和焦虑自评量表（SAS）。

焦虑影响因素的评估主要包括临床诊治因素、精神/情感因素、社会/外部因素。需完善相关检查，排除病理情况后进行非药物性干预治疗。有狂躁、精神病、广泛性精神病史，或存在中高度安全风险的患者转诊精神病科进行评估和治疗。

三、抑郁

问题1：什么是抑郁？

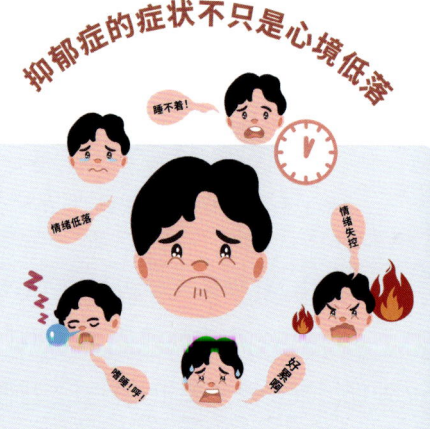

抑郁是肿瘤患者劣性应激状态中重要的一系列心理健康问题，特征是缺乏主观积极性、对日常事务和经历失去兴趣，情绪低落，以及一系列相关情绪、认知、身体和行为症状。严重程度主要由3个要素组成：症状出现的频率和强度、疾病持续时间、对个人和社会功能影响。

问题2：抑郁风险评估的必要步骤有哪些？

对任何可能患抑郁症的肿瘤患者，尤其是有抑郁症病史或患有慢性疾病且伴有相关功能损害者，都应考虑以下：在过去一个月内，是否经常感到沮丧或绝望？在过去一个月内，是否经常因缺乏兴趣或乐趣而烦恼？如对任何一个抑郁症识别问题回答"是"，就应当进入系统评估流程。

问题3：抑郁症治疗模式中，基于评估的治疗策略是什么？

基于评估的治疗（MBC）是一种已在一系列精神障碍管理中展现优势的治疗模式，主要包括：①定期使用经过效度验证的他评或自评量表；②医生及患者共同回顾量表评分；③基于量表评分指导共同决策。

按照最新的 NICE 指南,抑郁症分为较轻型及较重型。较轻型抑郁症包括阈下和轻度抑郁症,较重型抑郁症包括中度和重度抑郁症。使用 PHQ-9 量表作为严重程度评估指标:低于 16 分定义为轻型抑郁症,大于或等于 16 分定义为重型抑郁症,根据具体评分予相应心理咨询。须排除继发于其他原因(如甲状腺功能减退、维生素 B_{12} 缺乏、梅毒、疼痛、慢性病)的抑郁症。

PHQ-9 量表

编号	问题	没有	有几天	一半以上时间	几乎每天
1	做事时提不起劲或没有兴趣	0	1	2	3
2	感到心情低落、沮丧或绝望	0	1	2	3
3	入睡困难、睡不安或睡眠较多	0	1	2	3
4	感觉疲倦或没有活力	0	1	2	3
5	食欲不振或吃太多	0	1	2	3
6	觉得自己很糟,或觉得自己很失败,或让自己或家人失望	0	1	2	3
7	对事物专注有困难,例如阅读报纸或看电视时不能集中注意力	0	1	2	3
8	动作或说话速度缓慢到别人已经觉察?或正好相反,烦躁或坐立不安、动来动去的情况更胜于平常	0	1	2	3

续表

编号	问题	没有	有几天	一半以上时间	几乎每天
9	有不如死掉或用某种方式伤害自己的念头	0	1	2	3
	总分：				

四、认知障碍

问题1：认知障碍通过什么来进行初步筛查？

确认是否出现下列四种情形之一。

（1）短期记忆障碍：自诉或被观察到有健忘的现象。

(2)注意力缺乏:注意力无法集中的一种表现。

(3)执行功能下降:日常生活、工作和学习能力出现下降或障碍。

(4)日常处理速度下降:处理日常生活、工作和学习事件时呈现的灵活性。

初筛阴性,此次测评结束。初筛阳性,提示可疑肿瘤相关认知障碍(CRCI),采用简易精神状况检查量表(MMSE)及蒙特利尔认知评估量表(MoCA)双量表测评进一步评价。

问题2:认知功能测试评估工具包括哪些,它们各自的评估标准是什么?

简易精神状况检查量表(MMSE)用于评价有无认知功能障碍及其程度。

最高分 30 分，大于或等于 27 分为正常，小于 27 分为认知功能障碍。其中，大于或等于 21 分为轻度认知功能障碍，10 到 20 分为中度，小于或等于 9 分为重度。蒙特利尔认知评估量表（MoCA）用于早期及轻度认知障碍；执行力受损较严重者早期识别。最高分 30 分，大于或等于 26 分为正常，22 分左右为轻度认知功能下降，16 分左右为痴呆患者。如果受教育年限小于或等于 12 年则加 1 分。

MMSE 及 MoCA 双量表评估无风险，结束评估。MMSE 及 MoCA 双量表评估有风险，判断认知功能损伤。

认知障碍风险评估等级划分如下。

初筛评估无风险：**无风险**

初筛有风险，经 MMSE 量表测评无风险，但 MoCA 量表测评有风险且为轻度认知功能下降：**低风险**

> 初筛有风险,经 MMSE 量表测评无风险或为轻度认知功能障碍者,经 MoCA 量表测评为轻度认知功能下降或接近痴呆者:中风险
>
> 初筛有风险,经 MMSE 量表测评为中重度或 MoCA 量表测评为痴呆者:高风险

简易精神状况检查量表 (MMSE)

项目	评分	
1. 现在是哪一年	1	0
2. 现在是什么季节	1	0
3. 现在是几月	1	0
4. 今天是几号	1	0
5. 今天是星期几	1	0
6. 咱们现在是在哪个国家	1	0

续表

项目	评分			
7. 咱们现在是在哪个城市			1	0
8. 咱们现在是在哪个城区			1	0
9. 这里是哪家医院			1	0
10. 这里是第几层楼			1	0
11. 我告诉你三种东西,我说完后请你重复一遍这三种东西是什么 　　树　钟表　汽车	3	2	1	0
请你记住,过一会儿还要让你回忆出它们的名字			1	0
12. 请你算一算 100-7=			1	0
93-7=			1	0
86-7=			1	0
79-7=			1	0
72-7=			1	0
13. 现在请你说出刚才让你记住的那三样东西	3	2	1	0

续表

项目	评分			
14.（出示手表）这个东西叫什么			1	0
15.（出示铅笔）这个东西叫什么			1	0
16. 请你跟着我说"四十四只石狮子"			1	0
17. 我给你一张纸请按我说的去做，现在开始： 用右手拿着这张纸，用两只手将它对折起来，放在你的左腿上	3	2	1	0
18. 请你念一念这句话，并按上面的意思去做			1	0
19. 请你写一个完整的句子			1	0
20.（出示图案）请您照这个样子把它画下来			1	0

请闭上你的眼睛

得分：

五、睡眠障碍

问题1：睡眠障碍是什么？

睡眠障碍是指以频繁而持续的入睡困难、睡眠维持困难、睡眠效率下降、睡眠结构异常等为主要特点并导致日间疲乏、睡眠感不满意的一组疾病或症状。肿瘤相关性睡眠障碍是肿瘤患者最常见且持续最长的症状之一，主要由肿瘤本身（疼痛、功能障碍等）、相关治疗及心理因素等导致。

问题2：睡眠障碍的初步筛查具体是指什么？

肿瘤患者在治疗任意阶段确认是否出现下列情形之一。

入睡困难：指睡眠时间，连续卧床超过 30 分钟仍不能入睡。

睡眠维持困难：指无入睡障碍，但夜间不断醒来，醒后无法轻易再入睡。

睡眠质量欠佳或时间不足：自我评价睡眠不满足或时间不充足。

日间功能障碍：指日间因疲乏、困倦感而影响生活及工作能力，伴或不伴入睡困难、维持困难。

初筛阴性，结束此次测评。初筛阳性，提示很可能合并睡眠障碍，采用失眠严重程度指数（ISI）、阿森斯失眠量表（AIS）、匹兹堡睡眠质量指数（PSQI）量表分别测评以进一步进行专科评价。

睡眠障碍风险等级划分如下。

初筛评估无风险：**无风险**

经 ISI 量表及 AIS 量表测评证实存在失眠，且为轻度睡眠障碍：**低风险**

经 ISI 量表测评为中重度或 AIS 量表大于 6 分的失眠：中风险

经量表测评为严重失眠或伴有严重日间功能障碍，或因睡眠问题导致情绪焦虑、抑郁者：高风险

六、心理创伤

问题 1：什么是肿瘤创伤后应激障碍（PTSD）？

PTSD 常指由于受到异乎寻常的威胁性、灾难性心理创伤，导致延迟出现的长期持续的精神障碍，临床以创伤记忆侵入、创伤相关刺激回避、负性认知与情绪改变、持续性警觉增强 4 个核心症状群表现为主，可同时

伴人格解体、现实解体等症状。肿瘤患者中 PTSD 患病率较低,但肿瘤患者普遍存在 PTSD 核心症状,大多临床病人表现为焦虑抑郁、睡眠障碍等。

问题 2:如何对 PTSD 进行初步筛查和评估?

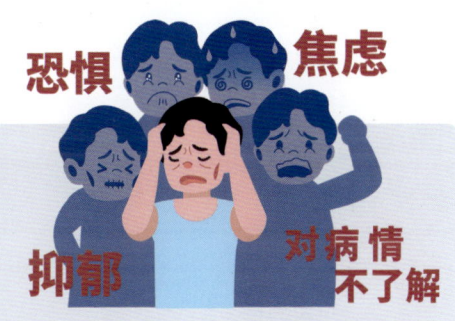

意见 2:PTSD 具有明确的国际通用诊断标准,由精神专科医生进行专科诊断。患者可使用自陈式量表 PTSD 检查表普通版(PCLC)进行初筛评估。评估结果大于或等于 38 分者,转精神专科确诊和治疗。

患者须知

◇请务必遵循医生的建议,定期进行必要的筛查和评估。

◇如果在治疗过程中感到任何情绪异常,请及时告知您的医生。

◇保持健康的生活方式,如适当运动、均衡饮食,有助于降低心理疾病风险。

第四章 家庭和社会支持评估

恶性肿瘤一旦确诊，患者本人的生活方式、日常活动、工作经历、人际关系等均受到影响，这种"变故"不仅改变了患者的家庭角色，患者家属的内心也笼罩一层乌云。他们需要日复一日陪伴患者，尤其是当肿瘤患者出现危重紧急病情

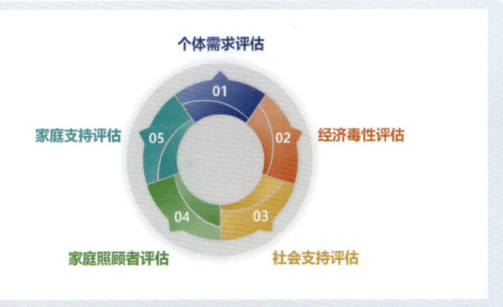

时,家庭、社会的支持显得尤其重要。简而言之,患者需要亲朋好友提供支持与帮助,包括医疗相关的信息与知识、爱与安全感的体现以及经济物质支援等,来解决实际问题。相对全面地提高肿瘤患者对客观事实的应付能力,尽可能改善肿瘤患者的生活质量,这些方面都直接或间接地影响肿瘤患者治疗疗效和预后。

一、个体需求评估

问题1:为什么要进行个体需求评估?

家庭和社会支持对肿瘤患者有积极作用,但有些个体喜欢独自应对挑战而无需他人帮助,仅在最坏情况下才会寻求外部帮助。另一些个体对家庭和社会支持有更强烈的依赖和需求。因此,评估个体需求是评估家庭和社会支持的第一步。

问题 2:患者拒绝帮助还需要评估吗?

对于那些有条件并适合外部支持却坚持拒绝帮助的患者,旁人也应该尊重他们的意愿。我们可以做到的是在病人拒绝帮助的同时,仍然保持对他们的评估,随时准备对其提供帮助。

二、家庭支持评估

问题1：为什么要进行家庭支持评估？

与其他慢病一样，治疗肿瘤是家庭事务。家庭支持对肿瘤患者非常重要。

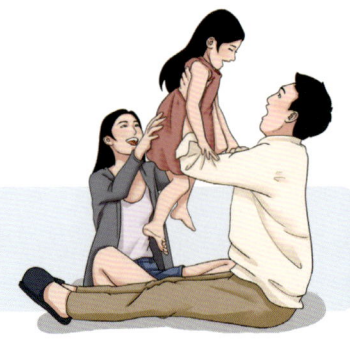

问题2：如何进行家庭支持评估？

1. 问询

通过问询掌握患者及家庭成员的人口统计学和疾病相关特征。

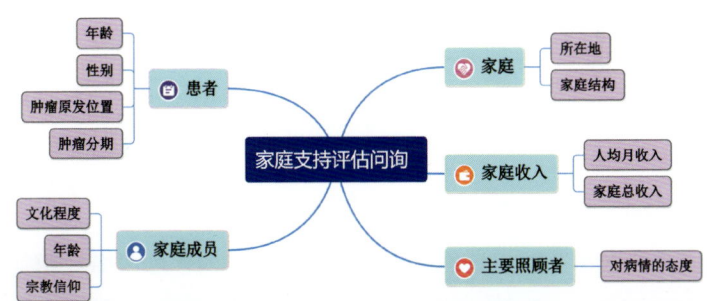

2. 工具量表

家庭危机个人评价量表（F-COPES）：将家庭作为一个有机整体进行评估，旨在确定家庭面对危急情况下使用的解决问题和行为策略，主要关注家庭调整和适应韧性模型在两个层面的互动。

三、家庭照顾者评估

问题1：为什么要进行家庭照顾者评估？

家庭照顾者是帮助患者抗癌的主力军。

家庭照顾者在照顾患者的过程中，悲观消极的程度与患者相互关联、情绪相互影响，以至于家庭照顾者被看作"间接患者"，照顾者对于患者的痛苦和忧虑无法感同身受，还常因经济压力、社会支持不足、患者病情恶化和照顾者本身地位下降而加剧。因此在进行患者评估时，应注意家庭照顾者的全面评估。

问题2：如何进行家庭照顾者评估？

1. 问询

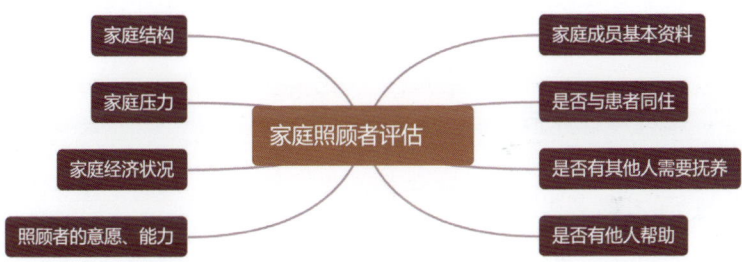

2. 量表

照顾者支持需求评估工具（CSNAT）使照顾者（承担无偿支持角色的家庭成员/朋友）能够识别、表达和优先考虑需要更多支持的方面。CSNAT 量表中文版总分为 0—42 分，总分越高，说明个体支持需求越高。

四、经济毒性评估

问题 1：什么是经济毒性？

经济毒性包括肿瘤患者因治疗而承受的物质经济负担和心理经济负担。

物质经济毒性包括医疗费用与非医疗费用。医疗费用主要是与诊断和治疗相关的自付费用,也可包括收入损失,其中有些是可变的(医疗保险或商业保险的自付部分),有些是不太可变的(如保险费)。非医疗费用包括看病的交通费或帮助做家务的费用。

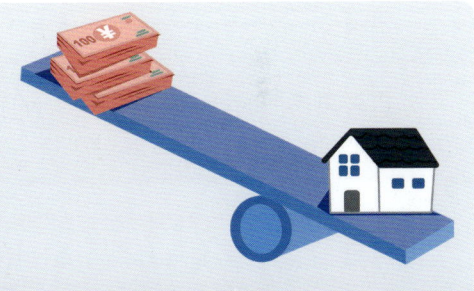

心理经济负担是负面情绪和认知的组合,是对预期未来物质经济负担及其原因产生焦虑所致。可变费用由于不确定性,更易引起财务担忧。

问题 2：影响经济毒性的因素有哪些？

患者患病前的社会经济地位、健康状况、财务应对行为等，均是经济毒性的影响因素。

问题 3：为什么要进行经济毒性评估？

我们常说"谈钱伤感情"，也赞赏陶渊明"不为五斗米折腰"有骨气、清高，但是肿瘤的诊治不谈钱无法解决实际问题。确诊肿瘤后，患者和家庭成员的收入都可能发生改变，患者原本已经积累的固定财富也会受影响。评估经济毒性能在一定程度上帮助患者维持基本医疗行为、理性规划。比如，重要家庭成员增加工作时间、患者申请疾病援助等，这些良好的财务应对行为可使患者尽量避免无法支付医疗费用的捉襟见肘的情景,也能适当减轻患者经济方面的心理负担。

(四)如何进行经济毒性评估?

1. 问询

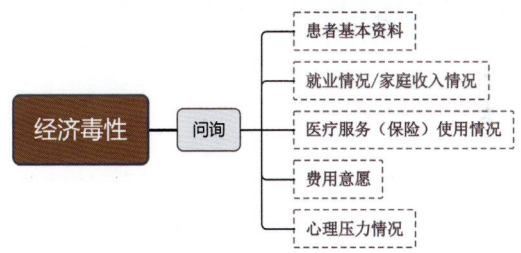

2. 量表

经济毒性的综合评分量表（COST）有 11 个条目。采用评分量表，0~4，0 代表"没有"，4 代表"非常多"。其中条目 2、3、4、5、8、9 和 10 反向计分。分数越低，代表经济负担越严重。

COST
1. 我有足够的存款、退休金或资产来支持我的医疗费用：
2. 我自费的医疗费用超出了我的预期：
3. 由于我的疾病或治疗，我担心将来会有经济问题：
4. 对于治疗疾病的总开销我感到自己没有选择的余地：
5. 不能像以前那样工作和做出贡献，让我感到很沮丧：
6. 我对目前的经济状况较为满意：
7. 我有能力支付我的每月日常开销：

续表

COST
8. 我有经济压力:
9. 我很担心我是否能维持目前的工作和收入:
10. 由于疾病或治疗,已经使我对目前的经济状况不满意:
11. 我认为我的经济状况在我的掌控范围内:

五、社会支持系统评估

问题1:什么是社会支持系统评估?

社会支持是指社会网络中,在物质和精神上对社会弱势群体做出的无偿的帮助行为,学术上的定义包括社会功能和社会关系。在这个互动过程中，往往体现出利他主义、义务感和互惠感等。

通俗讲，社会支持包括家人、朋友、医务工作者和病友们提供的情感安慰、物资或金钱支持、有效的建议和指导以及陪伴，当然也可以是源于政府、基金会、家庭、保险公司、捐赠者和其他人员提供的物质支持。

问题 2：为什么要进行社会支持系统评估？

由于肿瘤的疾病特点，随着科学发展肿瘤逐渐成为慢性病，肿瘤患者往往需要更多、更高水平、更长期的支持。因此，评估肿瘤患者需求及可获得的社会支持，也是肿瘤整体评估非常重要的组成部分。研究表明，感知支持对患者心理健康的影响也非常大。

问题 3：如何进行社会支持系统评估？

社会支持评定量表（SSRS）

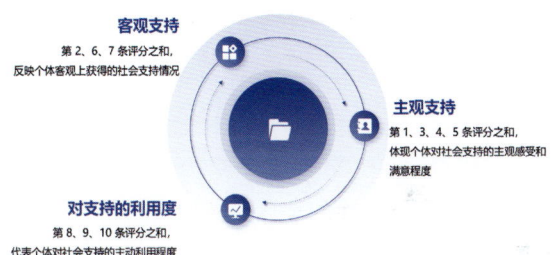

客观支持
第 2、6、7 条评分之和，反映个体客观上获得的社会支持情况

主观支持
第 1、3、4、5 条评分之和，体现个体对社会支持的主观感受和满意程度

对支持的利用度
第 8、9、10 条评分之和，代表个体对社会支持的主动利用程度

采用社会支持评定量表（SSRS），SSRS 评分越高，说明可能获得的社会支持越高。评分低于 2 分，可能获得的社会支持不足。见下表。

1. 您有多少关系密切，可以得到支持和帮助的朋友？（只选一项）

A. 一个也没有；B.1—2个；C.3-5个；D.6个或6个以上

2. 近一年来您：（只选一项）

（1）远离家人，且独居一室

（2）住处经常变动，多数时间和陌生人住在一起

（3）和同学、同事或朋友住在一起

（4）和家人住在一起

3. 您与邻居：（只选一项）

（1）相互之间从不关心，只是点头之交

（2）遇到困难可能稍微关心

（3）有些邻居都很关心您

（4）大多数邻居都很关心您

4. 您与同事：（只选一项）

（1）相互之间从不关心，只是点头之交

续表

4. 您与同事：（只选一项）
（2）遇到困难可能稍微关心
（3）有些同事很关心您
（4）大多数同事都很关心您

5. 从家庭成员得到的支持和照顾
（在无、极少、一般、全力支持四个选项中，选择合适选项）

I. 夫妻（恋人）：A. 无；B. 极少；C. 一般；D. 全力支持

II. 父母：A. 无；B. 极少；C 一般；D. 全力支持

III. 儿女：A. 无；B. 极少；C 一般；D. 全力支持

IV. 兄弟姐妹：A. 无；B. 极少；C 一般；D. 全力支持

V. 其他成员（如嫂子）：A. 无；B. 极少；C. 一般；D. 全力支持

6. 过去在您遇到急难情况时，曾经得到的经济支持和解决实际问题的帮助来源有：
（1）无任何来源
（2）下列来源：（可选多项）

续表

A. 配偶；B. 其他家人；C. 亲戚；D. 朋友；E. 同事；F. 工作单位；G. 党团工会等官方或半官方组织；H. 宗教、社会团体等非官方组织；I. 其他（请列出）

7. 过去，在您遇到急难情况时，曾经得到的安慰和关心的来源有：

（1）无任何来源

（2）下列来源（可选多项）

A. 配偶；B. 其他家人；C. 朋友；D. 亲戚；E. 同事；F. 工作单位；G. 党团工会等官方或半官方组织；H. 宗教、社会团体等非官方组织；I. 其他（请列出）

8. 您遇到烦恼时的倾诉方式：（只选一项）

（1）从不向任何人诉述

（2）只向关系极为密切的 1-2 个人诉述

（3）如果朋友主动询问您会说出来

（4）主动诉述自己的烦恼，以获得支持和理解

9. 您遇到烦恼时的求助方式：（只选一项）

（1）只靠自己，不接受别人帮助

续表

(2) 很少请求别人帮助
(3) 有时请求别人帮助
(4) 有困难时经常向家人、亲友、组织求援
10. 对于团体（如党团组织、宗教组织、工会、学生会等）组织活动，您：（只选一项）
(1) 从不参加
(2) 偶尔参加
(3) 经常参加
(4) 主动参加并积极活动

六、家庭和社会支持评估结果的干预

通过以上提到的个人层面、家庭层面、社会及政府层面等的支持评估，

在了解患者实际面临的困境的基础上,个人、家庭和社会各方可最大限度发挥各自的属性功能,也就是从人力、物力、财力多方面支持肿瘤患者打胜抗癌的这场战役。

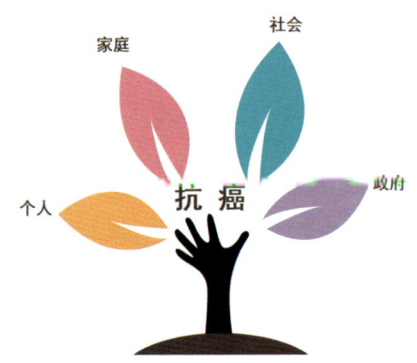

第五章　肿瘤生物学评估

问题1：临床上什么分期属于晚期病人？

一般来说，有远处转移的即M1，不论T、N后面的数值是几，都为晚期。

目前使用最为广泛的TMN分期系统由美国癌症联合委员会（AJCC）和国际癌症控制联盟（UICC）共同开发。基于以下四个主要因素对肿瘤分期进行评估：原发肿瘤的解剖位置，并结合原发肿瘤大小和范围（T）、淋巴结受累（是否已扩散至附近淋巴结）（N）和有无远处转移（M）进行评估。TNM分期系统采用数字分级的方式表示肿瘤的侵及范围，使用0—

4等不同数字,根据肿瘤局部大小、淋巴结转移情况及远处转移程度,分别对 T、N、M 进行分层,数字越大,代表疾病进展越严重。

每个部位肿瘤都对应两个 TNM 分期:临床分期和病理分期。临床分期(cTNM):依据首次治疗前所获资料(体检、影像学检查、内窥镜检查、组织活检及手术探查)并在治疗前明确,用于初步指导治疗方案,且不应根据随后所得资料改动,一旦决定不再对患者进行治疗,临床分期也随之终止。病理分期(pTNM):根据临床分期确定,并根据手术分期和病理检查结果加以补充修订。

TNM 分期	影响因素
T（原发肿瘤）	原发肿瘤的解剖位置，并结合肿瘤大小和范围
N（区域淋巴结）	淋巴结受累（是否已扩散至附近淋巴结）
M（远处转移）	有无远处转移

问题2：乳腺癌有哪些分型？

乳腺癌分子分型分为Luminal A/B型、HER2过表达型、三阴性。Luminal A型指HER2阴性，ER阳性，PR阳性且高表达，ki-67<14%，预后比较好，活得久；Lumina B型指HER2阴性，ER阳性，PR阴性或低表达，ki-67高表达，预后差一些，容易复发。HER2过表达型指HER2阳性，预后比较差，容易复发，但可以抗HER2治疗，也就是说有靶向药。三阴

性指 ER，PR，HER2 均为阴性，预后和发现时间早晚有直接关系。

乳腺癌分子分型	ER	PR	HER2	ki-67
Luminal A 型	+	+ 且高表达	-	低表达
Luminal B 型	+	- 或低表达	-	高表达
HER2 过表达型	任何	任何	+	任何
三阴性	-	-	-	任何

问题 3：哪些晚期肺癌患者可以靶向治疗？

肺癌分为非小细胞肺癌和小细胞肺癌，目前非小细胞肺癌驱动基因阳性包括 EGFR、ALK、ROS1、RET、HER2、KRAS、BRAF、NRTK、MET，基因检测显示这些位点阳性的,可以口服靶向药。

问题4:哪些胃癌患者免疫治疗效果好?

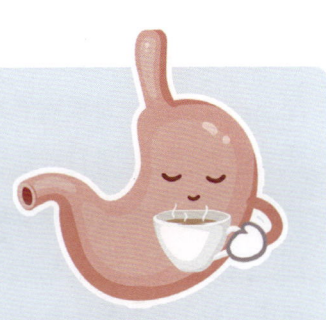

胃癌分子分型分为EB病毒感染型(EBV),微卫星不稳定型(MSI)、基因组稳定型(GS)和染色体不稳定型(CIN)。目前研究发现,EBA感染型、MSI-H(微卫星高度不稳定)、高TMB(肿瘤突变负荷)及PD-L1 CPS>5的患者免疫治疗效果较好。

问题5:影响肿瘤患者预后的因素有哪些?

肿瘤预后是指基于疾病发病程度,结合临床表现、血液检验、影像学检查结果、病因、病理(必要的基因检测分析)、病情规律、患者身体状况及治疗情况,对疾病后期发展和结果(包括近期疗效、远期疗效、转归或者进展程度)进行评估。影响预后的相关因素主要包括发病机制、肿瘤类型、肿瘤分期,以及临床症状、体征、遗传因素、个体差异、年龄、性别、基础疾病、并发症等,患者免疫状态和精神状态也可能会影响到肿瘤预后。对大多数类型肿瘤,肿瘤负荷和远处转移(临床特征)被认为是最可靠生存预测因素及所使用的治疗类型和强度的决定因素。随着肿瘤研究的不断深入,肿瘤诸多分子特征也逐渐被揭示,部分肿瘤的分子特征还被用于肿瘤预后评估及疗效预测。

问题 6：肿瘤能够治愈吗？

多种早中期肿瘤，如肺癌、乳腺癌、肝癌等，可通过手术切除辅以术后辅助性放化疗、内分泌治疗等整合治疗达到治愈目标。如，早期肺癌术后 5 年生存率可达 85% 以上，早期乳腺癌术后 5 年生存率高达 99%。局限期小细胞肺癌、恶性淋巴瘤等也可通过放化疗达到治愈目标，如，Ⅰ期小细胞肺癌根治性放疗后 5 年生存率可达 30% 以上。

问题 7：什么是带瘤生存？

对晚期或部分复发性肿瘤，已失去治愈机会，治疗目标主要是带瘤生存。常用化疗、放疗、分子靶向治疗、免疫治疗、内分泌治疗等整合治疗措施，通过控制肿瘤细胞生长，达到延缓疾病进展、延长生存期的目标。如，免疫治疗联合化疗使广泛期小细胞肺癌和晚期食管癌患者的中位总生存期首次超过 1 年，免疫联合抗血管治疗使晚期肝癌中位总生存期第一次取得了具有统计学意义的延长。

问题 8：什么是姑息治疗？

大多数肿瘤患者，尤其是中晚期肿瘤患者常伴不同临床症状，严重降低了其生活质量。姑息治疗的概念是相对于"治愈"而言的，不仅包括对肿瘤患者症状和并发症（如恶心呕吐、疼痛、营养不良、肠梗阻和骨转移等）的管理，也包括姑息性手术、姑息性放疗、化疗、分子靶向治疗和免疫治疗等。姑息治疗目标是减轻症状，缓解痛苦，提高患者生活质量，让患者活得长、活得好。

问题 9：如何判定治疗获益或治疗有效？

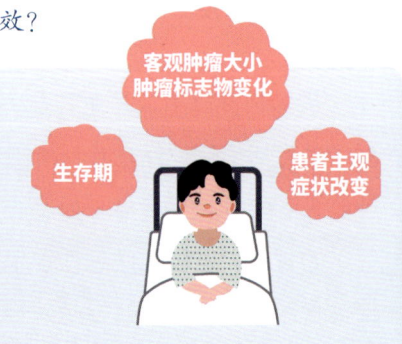

治疗获益主要通过以下几个指标进行评估：生存期、客观肿瘤大小或肿瘤标志物变化（如肝癌患者甲胎蛋白变化）及患者主观症状改变。生存时间是评价肿瘤治疗是否获益及获益程度的最重要指标。在有效治疗早期常会发生肿瘤缩小或肿瘤标志物下降，肿瘤消退情况常用于早期疗效评估。患者主观症状的改善和生活质量的提高能直接体现有效治疗带来的益处，有时比客观指标改善更重要。

第六章　遗传风险和生育能力保护

问题1：肿瘤是遗传性疾病吗？

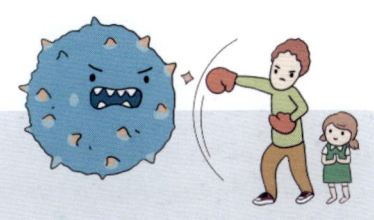

肿瘤作为多基因交互影响、多环境因素协同作用引起的复杂性疾病，随着基因检测技术的发展，遗传咨询和风险评估受到越来越多的关注。肿瘤的遗传咨询是风险评估、沟通的过程，通过收集分析求询者个人史和家族史，评定个体或家庭成员携带肿瘤易感基因的概率，辅以基因检测技术，筛查出携带肿瘤易感基因的人群。

问题2：对于年轻患者，抗肿瘤治疗时能保住生育功能吗？

任何一种根治性治疗都不可避免地会带来生育力破坏或丧失。

现代诊疗手段进步、辅助生殖技术应用使得恶性肿瘤患者生育力保护成为可能。肿瘤医生需在治疗时贯彻功能保留理念，尤其需关注年轻恶性肿瘤患者的生殖功能保护。从肿瘤生殖学出发，需结合患者年龄及患者对生育的要求进行全面评估。肿瘤生育力保护的目的是生育，只有获得良好的生育结局，才是成功的生育力保护手段。生育力保护治疗的前提是安全，良好肿瘤结局是生育力保护治疗的底线。

保留生育功能治疗的决策必须兼顾肿瘤结局与生育结局，权衡风险与获益，坚持规范化和个体化相结合，在确保良好肿瘤结局的同时，获得良好生育结局。

问题3：哪些人群易患遗传性乳腺癌和卵巢癌？

遗传性乳腺癌和卵巢癌的特定模式已被发现与BRCA1/2基因的致病性或可能致病性变异有关。

致病性BRCA1变异携带者到80岁时的累积乳腺癌风险为72%，而BRCA2变异携带者到80岁时的累积乳腺癌风险为69%。在乳腺癌诊断20年后，致病性BRCA1变异携带者对侧乳腺癌累积风险为40%，致病性BRCA2变异携带者对侧乳腺癌累积风险为26%。致病性BRCA1114变异携带者的总生存期比非携带者差，但BRCA2突变与总生存期降低无显著相关。

在致病性 BRCA1/2 变异携带者中，观察到卵巢癌、输卵管和腹膜癌的风险增加。致病性 BRCA1 变异携带者估计到 70 岁时患卵巢癌累积风险为 48.3%，而致病性 BRCA2 变异携带者到 70 岁时患卵巢癌的累积风险为 20%。

问题 4：哪些人群易患遗传性肾癌？

遗传性肾癌是一类可引起肾细胞癌的遗传性疾病的统称，多以遗传性综合征的形式出现，如 VHL 综合征，包括肾囊肿、嗜铬细胞瘤、神经内分泌肿瘤，而肾细胞癌可能仅是其中一个表现。家族遗传性肾癌综合征由于涉及易感基因较多，对普通人群具遗传性肾癌风险患者进行确切胚系遗传风险评估，有助于识别特定患者，制定相应随访及基因检测方案。对于发病较早（46岁以下）、双侧、多发肾癌患者，以及具有肾癌家族史的患者，推荐进行易感基因胚系突变检测。同时根据临床表现、年龄和病理类型，选择检测何种基因。

问题5：哪些人群易患遗传性结直肠癌？

5%~10%的结直肠癌归因于明确的遗传性结肠癌综合征，包括Lynch综合征、腺瘤性息肉病综合征（如家族性腺瘤性息肉病）、Mutyh基因相关息肉病、错构瘤息肉病综合征等。

其中，Lynch综合征是一种常染色体显性遗传肿瘤综合征，占所有肠癌2%~4%，病因是错配修复（MMR）基因变异导致患者结直肠癌及其他多种

Lynch 综合征相关肿瘤发病风险明显高于正常人群。Lynch 综合征的致病原因是 4 个 MMR 基因（MLH1、MSH2、MSH6 和 PMS2）之一发生胚系变异。此外，上皮细胞黏附分子（EpCAM）基因的大片段缺失通过使 MSH2 启动子甲基化导致基因沉默，也可致病。MMR 基因胚系变异是诊断 Lynch 综合征的金标准。

问题 6：三阴性乳腺癌预后如何？

二阴性乳腺癌（TNBC）的 BRCA1/2 基因突变率约为 12%，激素受体（HR）阳性/人表皮生长因子受体 2（HER2）阴性的乳腺癌 BRCA1/2 基因突变率为 4%。60%~80% BRCA1 基因突变乳腺癌为 TNBC，超过 75% BRCA2 基因突变乳腺癌为 Luminal 型。雌激素受体阳性、致病性 BRCA2 变异携带者20年生存率为62.2%，而雌激素受体阴性的携带者20年生存率为83.7%。致病性BRCA1/2变异男性携带者患肿瘤风险也更大。对于携带致病性BRCA2变异的男性，乳腺癌累积终生风险估计为7%~8%。携带致病性BRCA1变异的男性累积终身风险为1.2%。

问题7：如果怀疑是FAP或MAP，下一步该如何做？

FAP是最常见的息肉病综合征，属常染色体显性遗传，由APC基因胚系变异导致，近1/3病例基因变异属新发。新发基因变异个体可将变异基因传给后代，传递概率为50%。CACA指南推荐符合下述任一条件者，进行APC基因检测：①大于20个腺瘤的个人病史；②家族中存在已知的 APC 基因变异；③硬纤维瘤、肝母细胞瘤、甲状腺乳头状癌、多灶/双侧先天性视网膜色素上皮肥厚个人病史。

MAP 是一种常染色体隐性遗传综合征，患者易患轻表型腺瘤性息肉病和结直肠癌，主要由 MUTYH 双等位基因胚系变异所致。建议有 MAP 家族史、已知 MUTYH 变异类型的家族成员接受遗传学咨询。

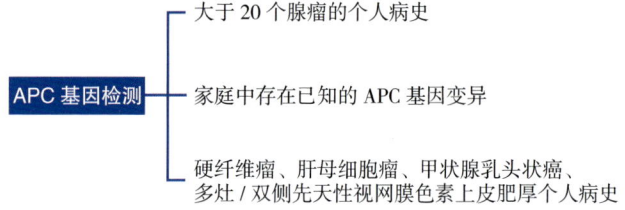

问题 8：如何筛查家族遗传性甲状腺癌？

家族遗传性甲状腺癌包括遗传性甲状腺髓样癌（HMTC）和家族性甲状腺非髓样癌（FNMTC），HMTC 大致占甲状腺髓样癌（MTC）的 25%~30%，约 95% 的 HMTC 由 RET 基因突变导致。FNMTC 没有热点基因变异，涉及的基因也比较多，因此，对 FNMTC 可以考虑广泛的多基因筛查。CACA 指南推荐对符合以下条件者进行 RET 基因检测：① 有家族史 MTC 患者及一级亲属；② 婴幼儿期出现内分泌肿瘤的患者及父母；③ 皮肤苔藓淀粉样变、先天性巨结肠病、肾上腺嗜铬细胞瘤患者。

```
RET 基因检测
├── 有家族史 MTC 患者及一级亲属
├── 婴幼儿期出现内分泌肿瘤的患者及父母
└── 皮肤苔藓淀粉样变、先天性巨结肠病、肾上腺嗜铬细胞瘤患者

遗传性前列腺癌的风险评估
├── 兄弟、父亲或其他家族成员在 60 岁前诊断为前列腺癌或因前列腺癌死亡
├── 同once家书中具有 3 例及以上胆管癌、乳腺癌、胰腺癌、前列腺癌、卵巢癌、结直肠癌、子宫内膜癌、胃癌、肾癌、黑色素瘤、小肠癌及尿路上皮癌的患者，特别是其确诊年龄小于或等于 50 岁
├── 患者个人有男性乳腺癌或胰腺癌病史
└── 已知家族携带相关胚系致病基因突变
```

问题9：如何评估是否患遗传性前列腺癌？

据估计，40%~50%的前列腺癌与遗传因素相关。流行病学和家系研究证实前列腺癌有明显的家族聚集性。遗传性前列腺癌患者的发病年龄早、肿瘤侵袭性强、预后差。目前已证实多个DNA损伤修复（DDR）基因，尤其是BRCA1/2的胚系突变，与前列腺癌遗传易感性密切相关。推荐具有以下家族史者进行遗传性前列腺癌的风险评估：①兄弟、父亲或其他家族成员在60岁前诊断为前列腺癌或因前列腺癌死亡；②同系家属中具有3例及以上胆管癌、乳腺癌、胰腺癌、前列腺癌、卵巢癌、结直肠癌、子宫内膜癌、胃癌、肾癌、黑色素瘤、小肠癌、尿路上皮癌的患者，特别是其确诊年龄小于或等于50岁；③患者个人有男性乳腺癌或胰腺癌病史；④已知家族携带相关胚系致病基因突变。

问题 10:遗传性胃癌有什么特点?

胃癌分为散发性胃癌、家族聚集性胃癌(FGC)及遗传性胃癌(HGC),其中,5%~10%的胃癌患者有家族聚集现象,1%~3%的患者存在遗传倾向。

家族遗传性胃癌为常染色体显性遗传病,大多有较明确的致病基因变异并随家系向下遗传,主要包括以下三大综合征。①遗传性弥漫型胃癌(HDGC):常染色体显性遗传综合征,多由抑癌基因 CDH1 失活突变引起,同时有一小部分患者家系具有 CTNNA1 基因异常。②胃腺癌伴近端多发息肉(GAPPS):常染色体显性遗传的肠型胃癌,且不伴有息肉病。肠型胃癌的癌前病变包括慢性萎缩性胃炎,肠上皮化生以及异型增生,尚未发现明确的特异性基因变异。③家族性肠型胃癌(FIGC):一种罕见的胃息肉综合征,具有显著胃腺癌风险,其特点是局限于胃近端的常染色体显性遗传性胃息肉病，包括异型增生病变和/或肠型胃腺癌，其具有不完全外显特征。

CDH1 致病变异与遗传性弥漫型胃癌密切相关。CDH1 基因筛查可通过二代测序（NGS）技术进行检测。

对 NGS panel 检测结果阴性，且符合国际胃癌联盟临床诊断标准或高度怀疑携带 CDH1 基因胚系突变的人群可继续通过多重连接探针扩增（MLPA）技术进行胚系大片段重排（LGR）筛查。CDH1 胚系突变和胚系大片段重排阴性者可考虑继续筛查 CTNNA1 基因胚系突变。其他基因（如 STK11、APC、TP53、MMR、PTEN 等）突变导致的遗传性胃癌整体发病率极低（小于 1%）。

问题 11：抗肿瘤治疗对生育力损害有哪些临床表现？

一些患者控瘤治疗后，出现生育力受损。男性治疗后可能发生性功能障碍、暂时性无精子症或少精子症，双侧睾丸切除术可致生育力丧失。女性生育能力受损表现为急性卵巢功能衰竭或过早绝经。双侧卵巢切除术患者会出现生育能力丧失和卵巢激素缺乏的情况，需要转介激素替代治疗。若患者出现月经不规则、原发性或继发性闭经和/或雌激素缺乏的临床体征和症状，考虑急性卵巢功能衰竭或过早绝经，当继发于癌症治疗的卵巢储备功能显著耗竭时，将在治疗完成后不久发生卵巢功能不全。

问题12：如何评估抗肿瘤治疗对生育力损害的风险？

抗肿瘤治疗对生育力的影响与患者诊断和治疗时年龄有关，并取决于治疗类型、持续时间和剂量强度。目前认定主要危险因素包括基于烷化剂的化疗、可损害下丘脑垂体功能的大剂量头颅放疗，以及子宫、卵巢或睾丸的靶向放疗，使女性和男性性腺功能障碍和生育力下降。性腺暴露于低剂量放疗可导致男性少精或无精，高剂量放疗与女性卵巢和子宫功能障碍相关。根据儿科倡议网络（PIN）风险分层系统原则，CACA指南针对青年癌症患者治疗相关性腺功能不全和不孕进行风险评估。其中，风险最低限度增加发生不孕症低于20%，风险显著增加发生不孕症为21%~80%，高风险增加者发生不孕症大于80%。

第七章　肿瘤中医病机辨识与评估

一、肿瘤中医诊治原则

在抗肿瘤治疗中,中医药能够为患者提供全方位的支持,在标准治疗的基础上应用中医药治疗,能够增强肿瘤治疗效果、减轻治疗副作用、提高患者生活质量,因此,中医诊治受到了国内医学界的广泛关注。

第七章 肿瘤中医病机辨识与评估

问题1：中医诊治的主要原则是什么？

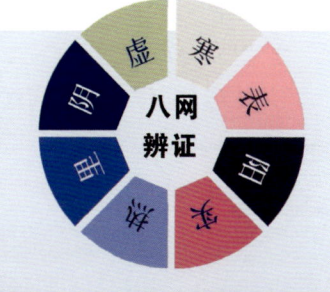

中医临床的主要原则和精髓是"辨证论治"，指的是通过分析患者的症状、体征，了解疾病发生发展的机制，从而制定个性化的治疗方案。

"辨证论治"分为"辨证"和"论治"两个过程。

（1）"辨证"是对病机进行推演、分析、归纳的过程，通过四诊合参（望、闻、问、切）、八纲辨证、气血津液辨证、脏腑辨证基础上梳理症状，结合面色、舌象、脉象组成症候群，对患者的整体状况进行全面评估。

（2）"论治"是基于辨证结果，与其病机、治则、治法及方药相对应，确定具体的治疗方案，付诸实施的过程。

问题2：什么是"病机"，"病机"在中医诊治过程中有什么意义？

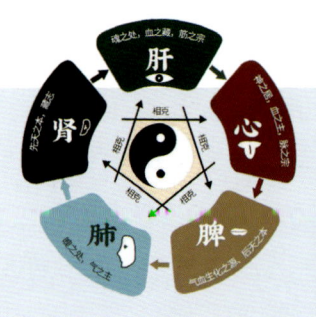

中医将疾病发生、发展、变化及其结局的机理称为"病机"，包括病性、病位、病势、病传及预后等。辨识病机是连接辨证与论治两个过程的纽带。因此，辨证应首先重视病机分析。

病性，是指病症的基本性质，是指疾病当前病理变化整体反应状态的概括，包括寒热、虚实、阴阳等；病位，是指疾病所在的部位；病势，是指疾病的传变规律，即疾病的发展变化趋势及转归；病传，是指疾病在机体脏腑经络等组织中的传移和变化。

问题 3：哪些肿瘤患者适合应用中医药治疗？

以下患者均可在标准治疗的基础上接受中医药治疗：正在接受放化疗的患者、手术后患者、放化疗效果不佳或无法耐受的患者、因患其他慢性疾病无法耐受高剂量放化疗患者以及病情稳定的晚期肿瘤患者。

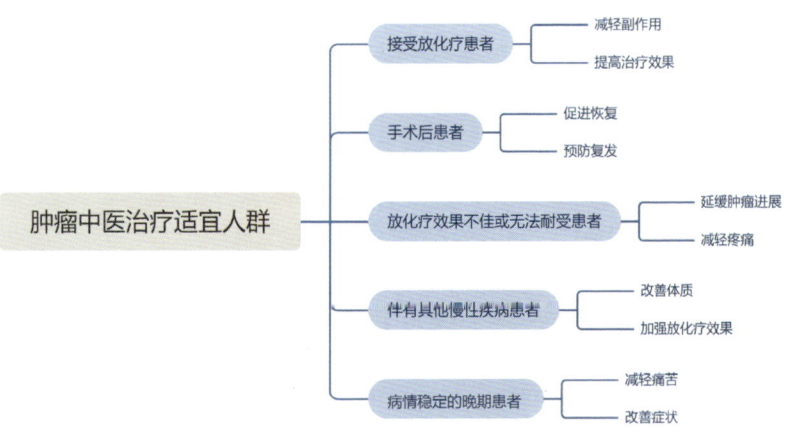

患者须知

◇ 中医治疗可贯穿抗肿瘤治疗的始末,病人瘤种、治疗阶段及健康状态的差异决定了中医治疗在抗肿瘤治疗中的主次位置。

◇ 请遵循正规医院医生的治疗意见,切勿病急乱投医。

二、肿瘤中医病机辨识

肿瘤病人病情复杂,其基本病机以本虚标实为主,虚证多为气虚、阳虚、阴虚、血虚，实证多为气滞、痰湿、血瘀、热毒，临床患者大多同时伴有虚证和实证的表现。因此应该抓住主要病机对症施治，充分发挥中西医整合治疗作用，使患者更大程度受益。

问题1：时常感到疲劳、乏力，活动后气短，容易出汗，属于哪种病机，如何治疗？

以上症状是气虚证的表现。气虚证是指肿瘤患者体内元气不足，脏腑组织功能减退，进而出现神疲乏力、气短懒言、面色淡白或萎黄、易出汗、易感冒、腹胀纳呆、舌淡（胖）嫩苔白、脉虚细、大小便无力、夜尿频多等表现。

治疗方法：益气固本。

针对气虚，中医通常会使用一些益气的药物，例如黄芪、党参等来补气。另外，在饮食上可以多吃红枣、山药等食材，生活中避免过度劳累，保持良好的作息和充足的睡眠。

问题 2：平时怕冷，手脚冰凉，腰膝酸软，属于哪种病机，如何治疗？

以上症状是阳虚证的表现。阳虚证是指人体的阳气不足，身体的温养、推动、气化功能减退，所以容易出现面色苍白、畏寒怕冷、手脚冰凉、进食凉物后易腹泻、喜温喜按、遇热疼痛减退、小便清长或夜尿频多、腰膝酸软、大便稀溏或五更泄泻、舌淡胖边有齿痕、苔白滑、脉沉迟或无力等表现。

治疗方法：温阳散寒。

解释说明：针对阳虚，中医通常会用温补阳气的药物，比如肉桂、附子等药材，帮助患者温阳散寒。此外，在饮食上可以推荐患者多吃一些温热食物，如羊肉、姜汤等，少吃生冷的食物，注意保暖。

问题3：总是觉得口干、手心脚心发热，晚上容易出汗，属于哪种病机，如何治疗？

以上症状是阴虚证的表现。阴虚证是指人体阴液亏少，其滋润、濡养等功能减退，或阴不制阳，阳气偏亢，从而出现以口咽干燥、手心脚心发热、潮热盗汗、头晕耳鸣、失眠多梦、干咳少痰或痰中带血丝、反酸、腰膝酸软、舌红干裂、舌苔薄等为主要表现的虚热证。

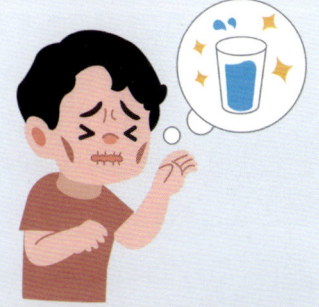

治疗方法：滋阴清热。

解释说明：针对阴虚，中医通常会用一些滋阴的药物，比如沙参、玉竹等，帮助身体补充津液。此外，在饮食上可以多吃一些滋阴的食物，比如银耳、百合、梨等，避免辛辣和燥热的食物。

问题4:平时面色苍白,头晕眼花,容易心慌,属于哪种病机,如何治疗?

以上症状是血虚证的表现。血虚证指的是体内血液不足,不足以供给脏腑、经络、组织,出现颜面、眼睑、唇舌色淡白,头晕眼花,失眠健忘,心慌,舌淡、舌苔白,出血颜色浅淡,隐痛,肢体麻木,脉沉细弱等症状。

治疗方法:益气养血。

解释说明:针对血虚,中医通常会用补血的中药,比如当归、熟地黄等药物来调理。此外,平时可以多吃一些补血的食物,如红枣、黑木耳、菠菜、红糖水等,同时注意休息,避免过度劳累。

问题 5:经常觉得胸闷压抑、腹部胀痛,情绪易波动,属于哪种病机,如何治疗?

以上症状是气滞证的表现。气滞证指的是体内的气机阻滞、运行不畅,引起胸闷、腹胀,甚至疼痛,患者常情绪敏感、脆弱,易叹气,烦躁易怒,口苦咽干或伴呕吐,舌淡暗,还可伴有眩晕、咳嗽气喘、嗳气、呃逆、腹胀、便秘、舌边有齿痕、舌苔白腻或黄腻、脉弦细等症状体征,情绪波动时,气滞的症状会加重。

治疗方法：行气解郁。

解释说明：针对气滞证，中医通常应用一些疏肝理气的药物，比如柴胡、香附等，帮助气机畅通。同时建议适当放松，做一些有助于情绪调节的活动，避免情绪压抑。

问题6：经常咳痰，身体沉重，食欲不振但体重增加，属于哪种病机，如何治疗？

以上症状是痰湿证的表现。痰湿证是指体内水湿停滞或流窜于脏腑，形成痰液，导致患者出现痰多、头身沉重、胸闷、腹胀、食欲不振、恶心呕吐、眩晕、体胖、包块形成、大便黏滞或溏薄、里急后重、舌淡苔白腻、舌边有齿痕、口中黏腻、口淡不渴或渴不欲饮等症状。多见于湿气重、饮食不规律或运动不足的人群。

治疗方法：化痰祛湿。

解释说明：针对痰湿证，中医通常应用一些化痰祛湿的中药，比如茯苓、陈皮等。此外，建议饮食清淡，少吃油腻食物，适量运动，帮助身体排湿。

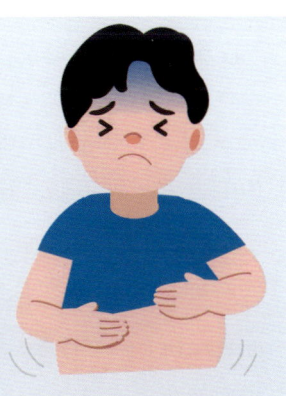

问题 7：面色暗沉，皮肤瘀点瘀斑，身体刺痛，属于哪种病机，如何治疗？

以上症状是血瘀证的表现。血瘀证指的是体内的血液运行不畅，导致气血不通，因此容易产生疼痛、肿块、出血、瘀血、脉涩等表现，患者常有刺痛、放射痛，包块质硬，颜色黯淡或紫黑，面色暗沉，唇甲青紫，皮下出现紫斑，肢体麻木，出血颜色暗紫或夹血块，古质紫黯或有瘀斑、瘀点，舌下静脉迂曲突出，肢体麻木，脉涩等临床表现。

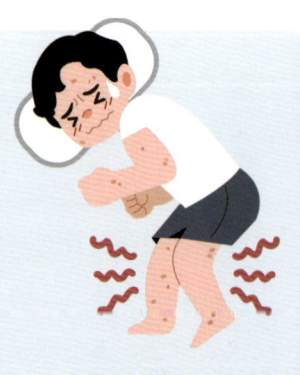

治疗方法：活血化瘀。

解释说明：针对血瘀，中医通常使用活血化瘀的中药，例如丹参、川芎等药物，同时，适当进行有氧运动，比如散步和轻缓的瑜伽，有助于血液循环。

问题 8：发热，咳嗽，喉咙痛，皮肤红疹，属于哪种病机，如何治疗？

以上症状是热毒证的表现。热毒证是指体内的毒邪郁积，导致出现身体发热，面赤、舌红，皮肤红疹，体表肿瘤红肿、灼痛，多伴溃疡及出血（色红），尿色深，大便干结，干咳、咳黄痰或脓血腥臭痰，口臭，口干，口苦，舌红，舌苔黄燥或厚腻甚至焦黑，牙龈肿痛、咽痛，急躁易怒，脉数等症状。

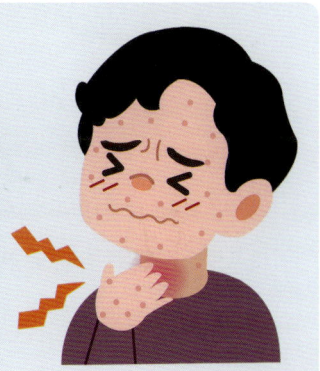

治疗方法：清热解毒。

解释说明：针对热毒证，通常会用一些清热解毒的中药，例如金银花、连翘等，帮助身体清热解毒。饮食上建议多吃清淡的食物，如绿豆汤、苦瓜，避免辛辣和油腻食物。

患者须知

◇ 中医药治疗并不能替代西医的手术、化疗及放疗。
◇ 患者应根据自身的具体情况寻求医生的建议，选择合适的治疗方式。
◇ 治疗期间出现药物不良反应及时就医。